차별 없는 병원

진료실을 바꿀 성소수자 의료 가이드

차별 없는 병원

한국성소수자의료연구회 기획

들어가며

몇 년 전 배우자가 '살림의원'에서 의사로 일할 때였다. 살림의원에는 많은 성소수자가 진료를 받기 위해 먼 곳에서까지 찾아오는데, 아내는 성소수자 의료에 관하여 모르는 내용이 많아서 새롭게 공부해가며 진료한다고 이야기했다. 필자는 그때 비로소 깨달았다. 나 역시 의과대학을 졸업하고 내과 수련을 마친 전문의인데 성소수자를 위한 의료에 대해서 아는 바가 하나도 없다는 사실을 말이다. 왜 아무것도 몰랐을까? 과거 학생 시절에 의과대학에서 전혀 가르쳐주지 않았고, 전공의 수련을 받는 동안에도 배울 수가 없었기 때문이다.

필자가 의과대학을 졸업한 지 20년이 지난 지금도 사정은 마찬가지이다. 지난 20년 사이 대한민국 의료는 발전을 거듭하여 이제 세계적인 수준이라고 자부할 수 있다. 그런데 국내 의과대학이나 수련 병원에서 성소수자의 건강과 의료에 관한 교육은 여전히 전혀 이루어지지 않고 있다. 현실이 이러하니 성소수자들은 적절한 진료가 가능한 병원을 찾아서 먼 곳까지 가야 한다. 지금 교육하지 않는다면 20년 후에도 달라지지 않을 것이라 생각했다. 이미 많이 늦었지만, 더 늦기 전에 무엇이라도 시작해야 했다.

2021년 봄, 서울대학교 의과대학에서 국내 최초로 성소수자 의료에 관한 선택과목 〈성소수자 건강권과 의료〉를 개설했다. 의학과 2학년을 대상으로 하는 4주(16시간) 기간의 선택과목이었다. 의과대학에서 성소수자 의료가 여전히 낯선 분야였기에 교내 교수진만으로 과목을 개설하기는 어려웠다. 따라서 외부 전문가들에게 도움을 요청하여 함께 기획하고 진행했다.

과목 신청 과정 중에 작은 에피소드가 하나 있었는데, 학생 2명이 과목 책임교수인 필자에게 해당 과목을 꼭 수강하고 싶다고 메일을 보낸 것이다. 간혹 인기 있는 과목은 학생 사이의 경쟁으로 인해 수강을 못하는 경우가 생기기도 하는데, 메일을 보낸 학생들은 그런 일이 생길까 걱정되었던 모양이다. 다행히 적절한 인원이 신청하여 12명의 수강생으로 첫해 과목을 시작했다. 그런데 4주간의 시간이 흐르고 이 과목을 마칠 때쯤 또다시 한 학생이 메일을 보내왔다. 같은 학교 의학과 4학년 학생이 성소수자 의료 선택과목에 대한 필자의 인터뷰 기사를 보고 연락을 한 것이다. 4학년이라 졸업이 얼마 남지 않았는데 그동안 성소수자 의료에 대한 수업이나 임상실습을 전혀 경험하지 못해서 너무 아쉽다며, 여름에 임상실습 선택과정을 개설해줄 수 있냐고 문의했다. 전혀 예상하지 못한 메일이었고, 솔직히 마음의 준비도 되지 않아 선뜻 답을 하지 못했다. 이번에 선택과목을 이수한 2학년 학생들이 2년 후에 4학년이 될 때 임상실습 선택과정을 개설해야겠다고 생각하던 터였다. 하지만 2학년 선택과목에 함께 참여했던 강사진에게 소식을 전했더니, 원하는 학생이 한 명이라도 있다면 당장 개설해야 하지 않겠냐는 의견이었다. 그렇게 4학년 성소수자 의료 임상실습 5주 과정도 연달아 개설했다. 이 과정에는 메일을 보낸 학생을 포함하여 4학년 학생 4명이 참여했다. 두 에피소드를 통해 이미 학생들에게는 성소수자 의료 교육에 대한 요구가 충분히 있다는 사실을 깨달았다. 그동안 학생들이 관심 없었던 게 아니라, 의과대학과 교수들이 관심과 노력을 기울이지 못했다.

다만 이러한 요구와 필요성에도 불구하고, 각 학교에서 개별적으로 성소수자 의료 교육과정을 개발하고 운영하는 일이 쉽지 않겠다는 생각이 들었다. 서울대에서 개설된 두 과정도 여러 외부 전문가의 참여와 도움이 없었다면 불가능했을 것이다. 수업을 개설하기 전부터 이미 함께 공부하며 진료 과정에서 얻은 정보를 주고받고 고민을 나누는 전문가들의 작은 모임이 있었는데, 필자는 수업 준비를 하면서 그 모임에 뒤늦게 합류했다. 수업을 함께 준비하고 모임을 지속하면서 작지만 뜻깊은 이 모임에 이름을 붙이자고 의견이 모였다. 그렇게 '한국성소수자의료연구회'가 탄생했다.

수업을 준비하다 보니 국내에는 성소수자 의료와 관련하여 부족한 것이 너무도 많았다. 국내 성소수자 건강에 관한 연구도 부족했고, 진료 가이드도 없어서 많은 부분 해외 자료를 참고할 수밖에 없었다. 의료인, 예비 의료인, 성소수자 당사자나 가족을 위한 성소수자 의료 한글 서적이 없다는 점은 말할 것도 없었다. 국내에 성소수자 의료를 확산시키기 위해서는 무엇보다도 의료인과 예비 의료인에 대한 교육이 중요한데, 기본적인 교재도 없는 것이 현실이었다. 그래서 한국성소수자의료연구회 소속 전문가들을 중심으로 책을 내기로 했다. 아직 연구회 규모가 작아서 뜻을 함께하는 외부 전문가 몇 사람도 필진으로 참여했다. 그렇게 이 책《차별 없는 병원》을 출간하게 되었다.

1장 〈의료인을 위한 성소수자 안내서〉는 의료인이 성소수자를 이해해야 하는 이유와 그 중요성에 대한 이야기로 시작하는데, 이는 이 책을 출판한 목적이기도 하다. 성소수자의 정체성을 표현하는 다양한 용어와 개념에 대한 설명이 이어지고, 의료인이 성소수자를 제대로 이해하지 못하여 성소수자가 실제로 겪은 차별과 모욕의 경험을 나눈다. 2장 〈성별정체성과 성적지향의 진단 분류 체계 변화〉는 성소수자에 대한 의학적 관점이 어떻게 변화해왔는지, 구체적으로는 국제 진단 분류 체계(ICD)와 정신질환 진단과 통계 매뉴얼(DSM)에서 성소수자 정체성의 탈병리화 과정과 의미에 대하여 자세히 설명한다. 3장 〈성소수자의 건강 격차와 의료 접근성〉은 국내 연구 결과를 바탕으로 성소수자가 겪는 건강 격차의 현실을 고발하고, 이러한 건강 격차의 원인을 분석하고 개입하기 위한 소수자 스트레스 모델을 제시한다. 성소수자 중에서도 특히 트랜스젠더에게 취약한 의료 접근성을 확인하고 이를 개선하기 위한 의료진과 건강 연구자의 역할을 강조한다. 4장 〈차근차근 따라가며 만드는 성소수자 친화적 의료기관〉은 성소수자 친화적인 병원을 만들기 위한 구체적인 방안을 8단계로 알기 쉽고 재미있게 제시한다.

5장부터는 성소수자 의료의 구체적인 내용을 다룬다. 5장 〈성소수자를 위한 정신과 진료〉는 사회적 차별과 혐오가 악화시키는 성소수자의 정신건강을 개선하기 위하여 성소수자 이해기반 정신치료를 제안하며, 특히 트랜스젠더 상담에서 고려해야 할 점에 대하여 강조한다. 6장 〈트랜스젠더를 위한 호르몬치료〉는 트랜스젠더 호르몬치료를 시작하기 전에 고려해야 할 사항, 호르몬치료의 효과와 부작용, 주의사항 등을 다룬다. 7장 〈트랜스젠더의 성확정수술〉은 성확정수술을 결정하기 전에 고려해야 할 점을 살피고, 수술의 여러 단계와 주의사항 등을 설명한다. 8장 〈성소수자의 성 건강〉은 성소수자의 성 건강 문진과 성적 실천 상담을 위해 필요한 기본적인 지식과 원칙을 설명한다. 9장 〈성소수자의 감염병 예방과 치료〉는 성소수자의 감염 질환 예방을 논의할 때 견지해야 할 관점을 이야기하며, 감염 질환 예방을 위한 예방접종, HIV감염의 치료와 예방 등에 대하여 설명한다. 10장 〈성소수자를 위한 건강검진〉은 성소수자를 위한 심혈관계, 뼈, 암 검진 등을 다룬다. 11장 〈아동·청소년 성소수자 상담〉은 아동·청소년 성소수자에 대한 의료인의 경청과 지지가 가장 중요하다는 점을 확인하며, 양육자 상담도 당사자 상담만큼이나 중요함을 강조한다. 12장 〈의료인을 위한 성소수자 의료 교육〉에서는 우리 사회에서 성소수자 의료와 이에 대한 교육이 왜 필요한지에 대하여 확인하며 해외의 교육 사례를 살펴보고, 국내 현실을 고려한 성소수자 의료 교육과정을 제안한다. 마지막으로 서울대 의대 성소수자 진료면담 교육에서 실제로 활용한 시나리오를 부록으로 수록하여 참고할 수 있도록 했다.

성소수자 의료와 관련하여 국내에서 처음으로 출간하는 책이다 보니 필자들의 노력에도 불구하고 여전히 부족한 점이 있을 것이다. 성소수자 의료를 향한 관심과 애정으로 이 책을 읽어주신 의료인, 예비 의료인, 연구자, 성소수자 당사자 및 가족 모두의 적극적인 목소리와 의견을 기다린다. 환자 진료와 연구, 교육으로 바쁜 가운데 기꺼이 집필에 참여해준 동료 필진에게 깊이 감사드리며, 책을 출간할 수 있도록 지원을 아끼지 않은 휴머니스트 출판사에도 다시 한 번 감사드리는 바이다. 아무쪼록 이 책이 국내에 성소수자 의료를 확산하고, 궁극적으로 성소수자의 건강과 삶의 질을 향상하는 데에 조금이나마 기여하기를 기원한다.

2022년 8월

필진을 대표하여

윤현배

차례

1장

의료인을 위한 성소수자 안내서

이승현

이승현

연세대학교에서 헌법을 전공하고 2016년 〈혐오표현(hate speech)에 대한 헌법적 고찰〉로 박사학위를 받은 후 같은 대학에서 강의하고 있다. 주요 관심 분야는 소수자 인권, 표현의 자유 등이며 최근에는 건강권, 동아시아 헌정사 연구에도 관심이 있다. 2006년 성전환자 성별변경 특별법 입안 과정에 참여했으며, 트랜스젠더인권활동단체 창단 멤버로 인권운동을 시작했다. 동료 활동가 및 변호사와 함께 법원에 성별 정정 신청을 기획·준비한 끝에 2013년 외부성기 성형수술 없이 성별 정정에 성공했으며, 이를 계기로 트랜스남성 등의 성별 정정 사례가 확대되었다. 현재는 비온뒤무지개재단 이사장으로 활동하고 있다.

왜 의료인이 성소수자를 이해해야 할까

이 글에서는 성소수자가 구체적으로 어떤 정체성을 가지고 있으며 작금의 의료환경에서 어떤 상황을 겪는지 다루어 성소수자를 이해하는 데 도움이 될 내용을 소개하고자 한다. 그런데 그에 앞서, 왜 의료인이 성소수자를 이해해야 할까? 그 이유를 다음 세 가지 층위에서 설명하고자 한다. 첫째, 사회적 소수자로서 편견과 차별에 노출되어온 경험으로 인해 성소수자 환자의 심리나 태도가 위축되어 원활한 진료가 어려울 수 있다. 둘째, 성별 이분법과 이성애 중심적 판단이 전제된 의료환경(문진·진단·치료 등 의료행위, 원내 의료 행정 및 정부 의료 정책 등)에서 성소수자 환자에게 적합하지 않은 진료가 이루어질 수 있다. 셋째, 트랜스젠더와 인터섹스의 경우 별도의 의료적 조치가 필요할 수 있으므로 이에 관한 적절한 이해가 필요하다.

편견 및 차별 경험으로 인한 심리적 위축

첫 번째 지점은 의료인뿐만 아니라 사람을 상대하는 직업군, 나아가 성소수자 가족과 지인 등 주변인들도 참고할 수 있는 내용이다. 성소수자는 사회적 차별과 편견에 노출된 경험 등으로 인하여 자신의 정체성을 드러내지 않고 살아가는 경우가 많다. 따라서 설사 진료에 필요하다고 하더라도 자신의 정체성을 밝히게 되는 내용이라면 숨기는 경우가 발생할 수 있다. 나아가 진료받는 것 자체로 정체성이 드러날 가능성이 있는 경우는 병원 방문과 치료 자체를 포기하기도 한다. 예를 들어 산부인과, 비뇨기과, 항문외과와 같이 진료 과정에서 생식기 일부를 보이게 되는 경우(특히 트랜스젠더나 인터섹스)를 들 수 있다.

2014년 국내에서 국가기관을 통해 이루어진 첫 성소수자 차별 실태조사에 따르면 성소수자의 82%가 부모에게 커밍아웃을 하지 않았고 88%가 형제나 자매에게 본인의 성적지향(sexual orientation)을 알리지 않았으며, 성소수자 청소년 92.0%가 차별이나 괴롭힘을 당할까 봐 두려워 성소수자임을 숨긴 경험이 있다고 답했다. 또한 직장에 근무하는 동성애자 및 양성애자 등의 86.2%는 직장 동료 어느 누구에게도 또는 거의 대부분에게 자신의 정체성을 밝히지 않았으며, 트랜스젠더 직장인 가운데 80.9%는 직장 동료 어느 누구에게도 또는 거의 대부분에게 자신의 정체성을 밝히지 않았다.[1]

특히 의료기관에서 이미 차별을 경험한 경우에는 정체성을 드러내지 않는 경향이 더욱 강할 수 있다. 의료기관에서 동성애자 및 양성애자 등의 차별 경험은 14.2%이고 트랜스젠더의 경우는 35.9%로, 양자 모두 의료인이나 직원에게 '부적절한 질문'을 들었다는 비율이 가장 높았다.[2] HIV감염인이 경험한 의료서비스에서의 차별 조사에서는 21.6%가 동성애 등 성정체성에 대한 의료인의 혐오 발언이나 차별적 태도를 경험했다.[3]

뿐만 아니라 성정체성을 바꿀 수 있다고 주장하는 전환치료(conversion therapy)[4]가 한국에서도 행해지고 있다는 점에서 의료기관이나 의료인은 두려움과 기피 대상이 될 수도 있다. 2016년 전환치료근절네트워크가 실시한 성소수자 상담실태조사에 따르면 '전환치료'를 경험한 사람 중 10.5%가 상담사로부터, 4.7%가 정신과 의사로부터 전환치료 권유를 받았다고 응답했으며,[5] 2020년 트랜스젠더 관련 실태조사에서 전환치료 목적의 상담이나 치료를 실제로 받았다고 응답한 참여자 11.5%(68명) 중 이를 의료인으로부터 받은 비율이 64.7%(44명)로 가장 높았다.[6] 이러한 경험은 설사 한 번에 그치더라도 큰 심리적 타격을 줄 수 있으며, 의료인에 대한 불신으로 이어진다.

나아가 만약 성소수자이면서 또 다른 지점에서 소수자인 경우라면 상대적으로 더욱 취약한 환경에 처해 있을 수 있다. 신체적·정신적 장애가 있는 경우, 교도소나 요양시설 등 시설생활인인 경우, 이주민 혹은 난민인 경우, 청소년 혹은 노인인 경우 정체성을 드러내는 데 이중의 어려움이 있을 수 있다. 예컨대 청소년은 커밍아웃으로 인한 학교 내 따돌림이나 가정폭력에 노출되기 쉽고, 부모와 함께 내방해야 하는 데서 오는 어려움이 존재한다. 성소수자가 처한 현실에 대한 정확한 인식과 세심한 고려는 원활하고 적절한 진료를 위해 꼭 필요하다.

성별 이분법과 이성애를 전제한 기존 의료의 한계

두 번째 지점은 모든 의료인과 관련된다. 현 사회의 젠더 규범, 즉 성별 이분법과 이성애중심주의는 의료계에서도 여실하게 드러난다. 19세기 서구 정신의학과 해부학의 발전 과정에서 동성애자와 트랜스젠더는 정신병리적 존재로, 인터섹스는 신체적 기형으로 취급되었다. 이러한 의료계의 시각은 지금도 의료계 내외부에서 성소수자를 '비정상'의 범주로 낙인찍는 데 영향을 미치고 있다. 이는 적절한 진료 기회를 앗아가고, 건강에 직접적인 영향을 미친다.

동성애자나 트랜스젠더를 정신병리적 문제를 지닌 정신과 치료의 대상으로 보는 것, 인터섹스 아동에 대한 '정상화수술(gender-normalizing surgery)', 남녀 간 질내 삽입섹스를 전제로 한 문진과 검사, 항문성교가 비정상이며 게이들의 행위라고 전제한 질문 등이 대표적 사례이다. 다시 말해 전형적이라고 여기는 남성과 여성의 신체, 성적지향, 성행위 등을 기준으로 의료행위가 이루어지는 과정에서 성소수자에게 부적절하고 부정확한 문진이 이루어지거나 모욕적인 상황을 야기할 수 있다는 점을 인식할 필요가 있다.

트랜스젠더 의료 및 인터섹스 의료의 필요성

세 번째 지점은 산부인과, 비뇨기과, 성형외과 등 트랜스젠더 및 인터섹스 의료를 직접 행하는 분과의 의료인과 관련된다.

트랜스젠더의 경우 성별위화감(gender dysphoria)에 따라 호르몬요법이나 외과 수술을 필요로 하는 경우가 있다. 이러한 의료적 조치를 비롯하여 의료적 조치 이후의 건강 관리, 정체화 과정이나 재사회화 과정에서 경험하는 차별과 불안에 따른 공황이나 우울증 등 정신과 치료가 트랜스젠더 의료의 전반이라고 할 수 있다.

인터섹스의 경우도 건강상의 필요나 성별위화감 해소를 위하여 트랜스젠더와 유사한 의료적 조치를 요하는 경우가 있다. 그러나 인터섹스와 의료의 관계에서 특히 중요하게 지적되는 이슈는 인터섹스에게 행해져온 '정상화수술'로 인한 인권 침해 문제이다. '정상화수술'은 건강상의 이유로는 필요하지 않음에도 성별 이분법적 고정관념으로 인해 신체를 남성이나 여성 어느 한쪽으로 맞추는 외과수술을 의미한다. 통상 아동청소년기에 행하기 때문에 당사자가 모르는 상태에서 당사자의 동의 없이 이루어지는 경우가 많다. 당사자는 성장한 후 이 사실을 알게 되어 심리적 충격을 받거나, 외과수술에 의한 부작용이나 상처에 따른 고통을 겪거나, 자신의 성별정체성에 부합하지 않은 신체를 가지게 되어 트랜스젠더와 마찬가지로 트랜지션을 위한 외과 수술을 하는 경우도 있다.

정체성, 신체의 다양성과 성소수자

소수자 집단을 가리키는 용어들은 종종 사회적 편견을 반영하는 지칭어나 비하적인 용례로 사용되곤 한다. 때문에 스스로를 정체화하거나 자신의 존재를 긍정하고 받아들이는 과정에서 자신과 같은 사람을 어떠한 용어로 명명하는가가 중요하다. 예를 들어 얼마 전까지만 해도 한국에서 '호모'는 남성 동성애자이고, '게이'는 여자같이 하고 다니는 호모라는 오해가 많았다. 그러나 최근에는 남성 동성애자가 '여자 같다'는 편견이 줄어들고, 트랜스젠더와 동성애자의 차이에 대한 이해가 높아지면서 남성 동성애자들이 스스로를 게이라고 소개하기 수월해졌다. 정체성의 용어는 단지 사람이나 집단을 지칭하는 기능만 가지는 것이 아니라, 자신의 존재를 스스로 받아들이는 과정에서의 거부, 노력, 긍정의 많은 경험을 상징하기 때문에 더욱 중요하다.

또 한 가지 유념해야 할 것은 정체성이 유동적일 수 있다는 점이다. 지금까지 사회에서 교육받고 요구받은 바에 따르면, 여성/남성은 '자궁과 질/고환과 음경을 가지고', '여성/남성스러움이라고 표현되는 성별표현이나 성역할을 수행하며', '남성/여성에게 성적 끌림을 가지는 사람'이다. 그중 하나 이상이 이 틀에서 벗어난다는 것을 느낀 누군가는 사회에서 자신의 정체성을 찾아가는 여정을 시작할 것이다. 정체성을 탐색하는 과정은 다양한 시도와 실험, 고민과 변화를 동반하는 시간이다. 중요한 것은 이와 같은 정체성의 유동성과 다양성을 타인이 재단하거나 단정 지어서는 안 된다는 점이다.

정체성의 다양성만큼이나 신체의 다양성도 강조되어야 한다. 특히 트랜스젠더나 인터섹스의 몸은 다양하다. 트랜스젠더는 의료적 조치 여부나 진행 중인 의료적 조치의 종류에 따라서 각기 다른 신체의 모습을 가지고 있으며, 인터섹스는 개인의 성 특징에 따라 전형적이지 않은 다양한 신체를 가지고 있다. 트랜스젠더나 인터섹스의 몸을 두고 의료적으로 어느 정도 유형화할 수는 있지만, 정상과 비정상을 나누거나 옳고 그름으로 평가해서는 안 된다. 자신에게 가장 편안하고 적합한 신체의 모습은 스스로 결정하는 것이지 타인이 결정할 수 있는 것이 아니며 이는 의료인이라고 해서 예외가 아니다.

그런데 생각해보면 사실 이와 같은 정체성과 신체의 다양성은 비단 성소수자에게 국한된 이슈가 아니다. 자궁적출수술을 하거나 유방절제술을 한 시스젠더 여성이 여성으로서의 자신감을 고민하거나, 감정을 참고 남자답게 행동하라고 요구받는 남성이 스트레스 받는 것을 떠올려보면 과연 현재의 젠더 규범이 행복하고 건강한 삶을 영위하는 데 적절한지 반문해볼 필요가 있다.

이제 성소수자와 관련하여 가장 빈번하게 사용되는 대표적인 용어를 살펴보자.[7]

LGBT/LGBTI: 레즈비언(lesbian), 게이(gay), 바이섹슈얼(bisexual), 트랜스젠더(transgender), 인터섹스(intersex)의 영문 첫 글자를 따

서 만든 용어이다. 국제적으로 성소수자를 가리키는 용어로 가장 널리 쓰이고 있으며, 최근 10여 년간 인터섹스 인권문제가 적극적으로 다루어지기 시작하면서 LGBT보다 LGBTI의 사용이 늘고 있다. 나아가 무성애자(asexual)나 정체성을 탐색 중인 사람(questioner)을 더해 LGBTIAQ, LGBTAIQ로 사용하기도 한다.

퀴어(queer): 비이성애나 비시스젠더 정체성을 아우르는 용어이나 명확하게 규정하기에는 그 용례가 다양하다. 기존의 지배적 젠더 규범에 대항한다는 점에서 성소수자 전반을 포괄하는 용어로 쓰이기도 하지만, 동시에 기존의 LGBT로 정체화하지 않거나 정체성을 탐색하는 개인을 의미하기도 한다. 본래는 '이상한', '기묘한', '수상한' 등의 뜻을 지닌 영어 단어였으나, 미국 성소수자 인권운동 과정에서 이를 적극적으로 전유하기 시작하여 현재는 스스로를 긍정하는 용어로 널리 사용되고 있다.

동성애자(레즈비언, 게이): 레즈비언은 여성으로서 동성인 여성에 대해 감정적·낭만적·성적 끌림을 느끼는 사람이며, 게이는 남성으로서 동성인 남성에 대해 감정적·낭만적·성적 끌림을 느끼는 사람이다.

※ '호모'는 종종 남성 동성애자에 대한 비하적 용어로 사용된다. '동성연애자'는 동성애자의 성적지향을 성행위만으로 축소한다는 점에서 동성애자에 대한 기존의 편견을 반영한다.

※ 서구권의 ‘gay’나 한국의 ‘이반’은 남녀 동성애자 모두를 포함하는 용어이다.

※ 이성에게 감정적·낭만적·성적 끌림을 느끼는 사람을 이성애자(hetero-sexual, 헤테로섹슈얼)라고 하고, 헤테로라고 줄여 부르기도 한다.

양성애자: 이성에게도 동성에게도 감정적·낭만적·성적 끌림을 느끼는 사람. ‘바이’로 줄여 부르기도 한다.

※ 여성/남성의 이분법적 젠더 관념이 다변화되면서, 성별과 관계없이 혹은 모든 성별에 대해 감정적·낭만적·성적 끌림을 느끼는 사람(범성애자, pansexual)으로 의미가 확장되기도 한다.

트랜스젠더: 출생 시 지정된 성별(지정성별)과 성별정체성이 일치하지 않는 사람. 지정성별은 남성이지만 여성의 성별정체성을 가진 트랜스젠더 여성(트랜스여성), 지정성별은 여성이지만 남성의 성별정체성을 가진 트랜스젠더 남성(트랜스남성)이 있다.

※ 지정성별과 성별정체성이 일치하는 사람은 시스젠더(cisgender)라고 부른다.

※ 트랜스여성을 MTF(male to female), 트랜스남성을 FTM(female to male)으로 부르기도 한다.

※ 성전환자나 트랜스섹슈얼(transsexual)은 지정성별과 성별정체성의 불일치감을 해소하기 위해 의료적 조치를 적극적으로 활용하는 사람을 의미하나, 최근에는 점차 사용하지 않고 있다. 반면에 최근 사용이 늘어나는 용

어는 논바이너리 트랜스젠더이다.

젠더퀴어(genderqueer)/논바이너리(non-binary): 자신의 성별(gender)을 '남성'이나 '여성' 어느 한쪽으로 정체화하지 않는 사람. 젠더퀴어/논바이너리로서 의료적 조치를 받는 경우도 있다.

인터섹스: 생식기, 생식선, 염색체 구성을 포함하는 성 특징(sex characteristics)이 남성과 여성이라는 전형적인 이분법 개념에 부합하지 않게 태어난 상태 혹은 그러한 사람. 성발달장애(disorders of sex development, DSD)로 지칭하기도 한다. 둘 중 어떠한 용어를 선호하는가는 개인이나 맥락에 따라 다르다.
※ 과거 사용하던 반음양(hermaphrodite)은 인간에게 적용하기에는 적절하지 않다는 평가 등으로 최근에는 잘 사용하지 않는다.

성적지향(sexual orientation): 개인이 다른 사람에게 느끼는 감정적·낭만적·성적 끌림. 성적지향은 성적 행동의 경험 여부로 증명되는 것이 아니며, 특정한 성적 행동에 대한 호오를 의미하는 성적 선호 또는 성적 취향과도 구분된다. 대표적으로 이성애, 동성애, 양성애 등의 성적지향이 있다.

성별정체성(gender identity): 개인이 내적으로 자신을 남성, 여성 혹은 그 밖의 성별 등 어떠한 성별로 느끼고 살아가는지를 가리키는 용어. 출생 시 지정된 성별과 일치할 수도 있고 그렇지 않을 수도 있다. 신체에 대한 개인적인 감각의 위화감(gender dysphoria)이나 성별표현(gender expression)을 통해 드러날 수 있다.
※ 성별표현은 복장·헤어스타일·액세서리·화장 등의 외형, 태도, 말투, 행동, 이름 등 성별과 관련하여 드러나는 표현들을 의미한다. 소위 '여성적', '남성적'으로 평가되는 특성들이다. 성별정체성이 남성(여성)이라고 반드시 남성적(여성적)인 성별표현을 하는 것은 아니다.

성 특징(sex characteristics): 성과 관련된 개인의 신체적 특징으로서 생식기, 기타 생식기관, 염색체, 호르몬, 사춘기의 이차성징이 포함된다.
※ 'sex characteristics'는 통상 '성징'으로 번역되지만, 인터섹스인 사람에게 이루어지는 차별의 속성을 드러내는 최근 용례를 반영하여 이와 같이 번역하였다.

SOGI/SOGIESC: 성소수자에 대한 차별이 성적지향, 성별정체성, 성별표현, 성 특징을 이유로 한 차별로 드러난다는 것을 반영하여 각 용어의 영문 첫 글자를 딴 용어이다.

트랜지션(transition): 트랜스젠더가 출생 시 지정된 성별의 신체, 외모, 성별표현 등을 자신의 성별정체성에 맞추어 변화시켜 나가는 과정을 말한다. 여기에는 외모, 복장 등의 변화부터 개명, 법적 성별 정정, 호르몬요법이나 수술 등 의료적 조치를 모두 포함한다. 어느 정도의 과정을 어떤 형태로 이행할지는 개인에 따라 다르다.

패싱(passing): 외관, 언어, 행동 등의 요소를 통해 사회 구성원으로 하여금 자신을 의도한 범주로 받아들이게 하는 것을 말한다. 트랜스젠더 커뮤니티에서는 주로 자신의 성별정체성에 맞게 인식되고 받아들여졌을 때 '패싱되었다'고 표현한다.

성전환수술/성확정수술/성적합수술/성별재지정수술(gender reassignment surgery): 유방 수술, 생식기관 제거수술, 외부성기 형성수술 등을 통해 신체 특징을 지정성별과 다른 형태로 변화시키는 외과수술들을 말한다. 종래에는 성전환수술이라는 용어가 주로 사용되었으나 트랜스젠더는 타고난 성을 '전환'하는 것이 아니라 성별정체성에 맞게 신체 특징을 변형하는 것이라는 의미에서 성확정수술, 성별재지정수술 등의 용어가 대안으로 사용되고 있다.

성소수자가 병원에서 겪는 일

성소수자가 병원에서 겪은 실제 사례를 소개한다. 실태조사의 인터뷰, 기사 인터뷰를 비롯하여 활동가로서 필자가 수행한 상담과 실제 경험 중 의료인의 인식과 성소수자의 현실을 잘 나타낼 수 있는 사례들을 소개한다.

모욕과 차별 발언: "정신과 치료를 받으면 이성애자가 될 수 있다"

성소수자들이 병원에서 경험하는 차별 발언은 성소수자에 대한 편견을 여실히 드러낸다. 여성으로 패싱되는 사람이 남성적인 복장을 입었거나 태도를 취할 때 가해지는 차별 발언("왜 남자처럼 하고 다니냐?")[8]이나 남성과의 성관계가 필요하다는 '조언'을 들은 경험,[9] 남성 동성애자를 모욕하는 의사를 만난 경험("게이냐고? 남자랑 했냐고?", "(콘딜로마는) 동성애자들이 걸리는 병이다")[10] 등은 젠더에 대한 고정관념과 함께 성소수자에 대한 편견을 보여준다.

또한 신경정신과 진료나 상담을 받을 때 "성정체성은 정신질환에서 파생된 것이므로 정신과 치료를 충분히 받으면 완전한 이성애자 여성이 될 수 있을 것"이라고 진단하거나 보건소에서 "교회를 다녀봐라"라고 권유하는 등[11] 성소수자의 존재를 병리적으로 파악하는 잘못된 관념이 답습되고 있다.

또한 트랜스젠더나 인터섹스를 '미친 놈'이나 '괴물'이라 부르며 정신적 비정상이나 신체적 비정상으로 취급하는 시선도 존재한다.[12] 성확정수술을 마친 한 트랜스여성은 산부인과 진료 과정에서 의사에게 "똑같네"라는 말을 들었던 경험을 토로했다.[13] 필자의 경우도 몇 년 전 트랜스젠더 의료에 대한 발표가 포함되었던 의학회에 참가했다가, 쉬는 시간 대화를 나눈 의사로부터 성적합수술을 참관한 적이 있다며 "근데 솔직히 역겨워"라는 말을 들은 경험이 있다. 인터섹스인 필자의 지인은 산부인과 진료를 받으러 갔다가 다리를 벌린 상태에서 담당 의사가 인턴과 레지던트를 불러 희귀한 사례라며 한참을 설명하는 것을 참고 있어야 했다.

사실대로 말할 수가 없다: "게이 친구에게 남편인 척 해달라고 해요"

병원을 이용하고 진료를 받는 과정에서 환자는 가족관계나 성관계를 알려야 할 때가 있다. 동성커플에게 가장 절박한 어려움은 바로 병원에서 파트너의 보호자가 될 수 없다는 사실이다. 법적으로 배우자에 해당하지 않아서 법적 권리를 행사하지 못할 뿐만 아니라, 병원에서 관행상 친족을 보호자로 요구하는 점도 병원 이용을 어렵게 한다. 이 때문에 지인이 대신 배우자나 부모로 행사하는 웃지 못할 경우도 생긴다.[14] 특히 나이가 들어 병원을 찾고 임종을 지키는 동성커플의 어려움은 더 커질 것으로 예상된다. 조사에 따르면 의료, 주거, 연금 등 사회보장, 경제생활과 관련한 8개 항목을 두고 'LGBTI로서 파트너 관계나 공동생활을 유지하는 데 귀하에게 가장 시급히 필요한 제도'(3개 이하 복수 선택)를 성소수자에게 질문했을 때 압도적으로 높은 답변이 병원에서 보호자로서 권리를 행사할 수 없다는 점이었다.[15]

또한 진료 내용에 따라 성관계와 관련된 문진이 필요할 때가 있으나, 이를 대답하기 어려운 경우가 발생한다. 예를 들어 레즈비언은 산부인과에서 성관계 경험 유무나 최근 성관계 일시를 질문받을 때 대답하기 곤란하다. 대체로 의사가 남성과의 질내 삽입섹스를 전제로 물어보고, 여성 간 섹스에 대한 이해가 없기 때문이다. 삽입섹스 경험이 없다고 하면 없다는 이유로 불쾌한 말("질초음파 절대 안 된대요. 왜? (남자) 경험 없어서" 등)을 듣기도 한다.[16] 경험이 있다고 대답하면 남성과의 질내 삽입섹스라고 생각하고 바로 질경을 넣거나 질초음파를 해서 고통을 호소하는 사례도 있다.[17]

정확한 정보 획득의 어려움: "수술하면 수명이 준다고요?"

현재 우리나라에서 성소수자로서 필요한 의료 정보를 얻는 것에는 한계가 있다. 국가 의료정책이나 의과대학 교육에서 다루고 있지 않기 때문이다. 예를 들어 레즈비언이나 트랜스여성·트랜스남성은 자궁경부암 주사를 맞아야 하는지, 일반 진료 시 트랜지션 관련 의료적 조치를 받은 것을 의사에게 밝혀야 하는지 등을 고민하게 된다.

특히 의료적 조치를 계획하고 있거나 받고 있는 상황의 트랜스젠더는 정확한 의료 정보에 목말라 있지만, 인터넷이나 온라인 커뮤니티에 의존할 수 밖에 없는 부분이 있다. 그런데 커뮤니티를 통해 습득하는 의료 정보는 많은 경우 불충분하거나 왜곡되어 있기도 하다.[18] 트랜스젠더의 의료접근성이 떨어지다보니[19] 비의료인 당사자 사이에 잘못된 의료 정보가 돌기 쉬워진다. 예를 들어 조급한 마음에 무작정 처방받은 호르몬을 스스로 과다 투여하거나 성적합수술을 하면 빨리 죽는다는 소문으로 의료적 조치를 포기하는 경우 등을 들 수 있다.

뿐만 아니라 홍보를 위해 불분명한 의료 외적 정보를 병원에서 안내하는 사례도 있었다. 모 성형외과는 자신의 병원에서 수술을 하면 '기록이 남지 않는다'라고 광고했는데, 이는 사회적 차별을 걱정하는 트랜스젠더들에게 솔깃한 말이었다. 그러나 주지하다시피 의료법상 진료기록을 남기지 않는 것은 형사처벌 대상이며, 성적합수술은 국민건강보험 대상이 아니므로 당연히 급여기록에는 표기되지 않는다.

모든 사람의 건강을 위한 한 발자국

왜 의료인이 성소수자를 정확히 이해해야 하는가. 그 답은 바로 차별 없이 모든 사람의 건강을 살피는 것이 의료이고, 성소수자라는 이유로 다른 사람에게 보장되는 의료 접근권과 자기결정권을 행사할 수 없는 것은 인권의 문제이기 때문이다.[20] 이런 관점에서 의료인의 변화는 의료 영역에서의 변화에 그치지 않고 사회적 변화로 확산된다. 예를 들어 트랜스젠더의 법적 성별을 변경하기 위한 법원의 판단이나 국회의 법률을 만드는 과정에는 의료인의 조언이 참고된다. 트랜스젠더와 트랜스젠더 의료에 대한 정확한 이해가 있는 전문의가 절실한 이유이다.

그렇다면 무엇을 어떻게 바꿔나가면 될까. 인식과 정책 양자가 모두 변화해야 한다. 의료 영역의 주체인 환자, 의료인, 의료정책 당국(정부)이 협력하여 함께 변화해나가야 한다. 성소수자 친화적 의료환경을 만들기 위한 의료기관과 의료인의 인식 변화와 병원 내 환경 마련, 성소수자 의료 연구에 대한 동료 의료인의 지지, 의료인과 성소수자 환자 간의 신뢰관계 구축 노력, 성소수자 의료 교육과 연구 개발, 보건의료 당국의 성소수자 의료정책 수립을 들 수 있을 것이다.[21]

참으로 반갑게도 10여 년 전부터 성소수자에 대한 이해와 차별 없는 성소수자 친화적 의료환경에 대한 의료인들의 움직임을 접했다. 2012년 여성주의 의료 실천을 기치로 시작한 살림의원, 2013년 마포의료생협의원(2018년 무지개의원으로 개명) 덕분에 성소수자들이 안전하게 진료받을 수 있는 1차 병원이 생겼고, 2013년 순천향대학병원 이은실 교수는 트랜스젠더 의료를 하기에 앞서 성소수자단체의 문을 두드려 어떠한 것이 필요한지 물어왔다. 그 후에도 더디지만 지속적으로 성소수자 친화적 의료에 관심을 가지고 진료를 시작한 병원이 늘고 있다. 성소수자인 것을 안전하게 밝히고 상담과 진료를 받을 수 있는 병원의 존재는 성소수자 개인의 삶에 커다란 변화가 아닐 수 없다. 관심을 가지고 행동으로 옮겼던 의료인들이 있었기에 지금까지의 변화가 있을 수 있었다. 그리고 그 변화가 더 많은 미래의 의료인에게 확대되기를 바란다.

2장

성별정체성과 성적지향의 진단 분류 체계 변화

이주영

이주영

해솔정신건강의학과의원 원장. 언제부터인지 모르나 세상에서 가장 소외되고 차별받는 집단은 소수민족에 속하는 장애가 있는 성소수자 생물학적 여성일 거라고, 기회가 된다면 이들을 위해 조금이라도 활동을 하겠다고 생각해왔다. 이것이 내 삶과 연관된 주제이며, 현재 주업으로 삼는 활동에도 영향을 주었다고 생각한다.

정체성과 지향은 질병인가

성별정체성과 성적지향은 한 사람의 정체성을 설명하는 가장 기본이 되는 요소들 중 하나이다. 성별정체성은 내가 어떤 성별인지를 스스로 규정하는 것이다. 성별에 대해 과거에는 여성(woman, female)과 남성(man, male)이라는 두 가지 표현을 주로 사용했다면, 현재는 매우 다양하다. 트랜스젠더(transgender), 바이젠더(bigender, 두 가지 성별 모두 가지는 성별), 에이젠더(agender, 아무 성별이 아닌 성별), 논컨포미티(non-conformity, 어떤 성별로 지정하지 않은 성별) 등 표현이 많아서 젠더스펙트럼(gender spectrum)이라는 표현으로 아우르기도 한다. 내가 어떤 성별의 사람을 좋아하는지를 뜻하는 성적지향도 마찬가지다. 동성애자(homosexual)와 이성애자(heterosexual)로 주로 표현되었던 성적지향이 다양하다는 것이 점차 인식되면서 양성애자, 범성애자, 무성애자, 논컨포미티 등 여러 가지 표현이 사용된다.

성적지향과 성별정체성에 대해 무엇이 '정상'이고 '질병'인가를 규정하는 것은 과학적인 근거뿐 아니라 사회가 질병과 성정체성을 보는 관점에 따라 변화를 겪어왔다. 세계적으로 인간의 질병은 세계보건기구(WHO)에서 제시하는 국제질병분류(International Classification of Diseases and Related Health Problems, ICD)에 따라 진단하는데, 정신건강과 관련된 진단은 미국정신의학회(American Psychiatric Association, APA)에서 제시하는 정신질환의 진단 및 통계편람(Diagnostic and Statistical Manual of Mental Disorders, DSM)도 함께 사용한다. 가장 최근 개정된 ICD-11(11판)은 2018년에 발표되었고 2022년부터 전 세계적으로 사용된다. DSM의 경우는 5판(2013년)까지 개정되어 발표되었다.

DSM과 ICD에서 성적지향과 성별정체성 관련된 진단 체계의 변화는 연구 결과 및 성소수자에 대한 시각의 변화와 그 궤를 함께 했고, 두 진단 체계 간에도 서로 영향을 주고받았다. 두 체계는 모두 성적지향과 성별정체성을 병적인 것(병리적인 것, 정상이 아닌 것)으로 보는 관점에서 그렇지 않은 관점(병리적인 것이 아니며 다양하게 존재한다는 것을 인정하는 것)으로 점차 변화했으며, 어떻게 이것을 진단 체계에 반영하는 것이 가장 '건강한 삶'에 도움이 되는지 고민하는 방향으로 나아가고 있다.

이 글에서는 DSM과 ICD에서 성적지향과 성별정체성과 관련된 진단이 어떻게 변화해왔는지 살펴보고, 앞으로 어떤 점을 더 고민해야 하는지 이야기하려 한다.

동성애의 탈병리화 과정

1886년 독일의 정신 의학자 리하르트 폰 크라프트에빙(Richard von Krafft-Ebing)은 동성애가 다윈 이론의 관점에서 정상적이지 않은 행동이라고 보았고, 선천적으로 타고나는 질환이라고 생각했다. 이러한 주장이 동성애가 병리적이라고 보는 관점에 큰 영향을 주었다. 반면 뒷세대인 오스트리아의 심리학자 지그문트 프로이트(Sigmund Freud)는 1905년 동성애가 타고나는 것이 아니라 정신성적 발달상 고착된 상태라고 보았다. 그는 동성애를 부도덕한 것 혹은 질환으로 보지 않았으며 타고난 영유아기의 양성애적 감정 중 동성애적 감정이 고착되어 성인기에서도 지속되는 것으로 보았다. 프로이트 이후의 정신분석학자들은 동성애를 병리적인 것으로 보았다. 프로이트의 제자였던 헝가리의 정신분석가 산도르 라도(Sándor Rado)는 양성애적 감정의 존재 자체를 부정했다. 그는 이성애가 생물학적으로 정상이며 동성애는 부적절한 양육 때문에 발생한 공포적 회피반응이라고 주장했다.

이러한 학술적 기반이 자리 잡았던 1952년 발표된 DSM 1판에서는 '성격장애' 중 '반사회적 성격장애, 성도착(sociopathic personality disturbance, sexual deviation)'의 하위 진단 중 하나로 '동성애'가 들어갔다. 이 진단군에는 복장도착(transvestism), 소아성애(pedophilia), 페티시즘(fetishism), 성적가학증(sexual sadism)이 속해 있었다.

1968년 DSM 2판에서는 동성애를 반사회적이라고 구분하지 않고 '성격장애와 기타 비정신병적 정신장애(personality and certain other non-psychotic mental disorders)'라는 카테고리에 두었다. DSM 2판이 발표된 후 1970년 미국정신의학회 학술대회에서 동성애자 활동가들이 정신질환에서 동성애를 삭제하라는 시위를 벌였다. 1971년과 1972년, 미국정신의학회에서는 동성애자 활동가들을 패널로 초대하여 정신과 의사들을 대상으로 강연을 하도록 했고, 활동가들은 동성애 진단이 이들에 대한 낙인의 원인이 된다고 했다. 1972년에는 의사인 존 프라이어(John Fryer)가 'Dr. H. Anonymous(익명의 의사)'라는 이름으로 자신을 '동성애자 정신과 의사'라고 밝히면서, 전문가 집단의 잘못된 결론에 대한 공포로 인해 자신의 진정한 정체성을 숨길 수 밖에 없었던 것, 정신과 의사들 사이에 있는 동성애자 정신과 의사에 대한 차별을 공론화했다.

이후 미국정신의학회 산하 진단분류위원회에서는 이에 대한 논의를 하기 시작한다. 위원회 회장을 맡은 로버트 스피처(Robert Spitzer)는 정신장애로 진단하려면 그 진단으로 인하여 인간의 일상생활 기능에 이상이 발생하고 전반적 생활에 장애가 발생해야 한다고 했고, 진단분류위원회에서는 이를 기준으로 판단할 때 동성애는 그렇지 않다는 데 동의했다. 이에 미국정신의학회 이사회에서는 1973년 동성애를 진단에서 삭제하자는 안에 찬성한다. 그러나 정신분석학자들은 이사회의 결정에 반대하며 다시 표결할 것을 요청했다. 정신의학회 회원 약 반 정도가 투표에 참여했고 그중 58%가 이사회의 결정에 찬성한다고 했다. 그러자 이사회의 진단 삭제 결정에 반대하는 집단은 재투표가 '이사회 자체에 대한 찬성과 반대 투표'라는 의미이고, '진단'은 과학이므로 투표로 결정될 수 없다고 주장하며 동성애를 진단명에서 삭제하는 것에 대해 반대했다.[1]

DSM 2판의 6쇄(1973)에서는 '동성애' 대신 성적지향장애(sexual orientation disturbance, SOD)라는 진단을 포함시켰다. 동성에 끌림을 느끼는 사람이 이로 인해 괴로워하고 변화를 원하는 경우 동성애는 질환이라고 정의한 것이다. 이 진단 기준으로 인해 동성애가 질병이 아니라 하더라도 성적지향 변화를 위해 개입할 수 있음이 정당화되었다. 이 논리를 따르자면 이성애자가 자신의 성적지향에 괴로움을 느끼고 동성애자가 되기를 원할 때 성적지향 변화를 위해 적용할 수 있는 진단이기도 하지만, 개입의 여지는 일반적으로 동성애에만 적용되었다.

1980년에 발표된 DSM 3판에서는 성적지향장애가 자아 이질적 동성애(Ego dystonic homosexuality)라는 진단으로 대체되었다. 이는 여전히 동성애를 다른 정신장애와 마찬가지로 병리적인 것으로 보았다는 것을 뜻한다. 이 진단명에 대해 제임스 크라제스키(James Krajeski)는 그렇다면 키가 작은 사람이 작은 키로 인해 불행하다면 정신질환을 가진 것이고, 흑인이 피부가 까맣다고 불행해한다면 그 역시 정신질환을 가진 것일 수 있겠다고 비판했다. DSM-III의 재개정판(DSM-III-R)에서 이 진단은 삭제되었다. 그렇지만 '달리 분류되지 않는 성적 장애(sexual disorder not otherwise specified)'라는 진단이 남아 있어서 여전히 자아 이질적 동성애라는 진단을 대신할 수 있었고, 이는 DSM 4판의 재개정판(2000)까지 유지되었다. 2013년에 나온 DSM 5판부터 동성애를 더 이상 진단 분류체계에 포함시키지 않았다.[2]

세계보건기구에서 만드는 국제진단분류 ICD에서는 어떻게 성적지향을 질병으로 규정해왔을까? 초기의 ICD는 인간의 사망과 관련된 분류였다. 따라서 사망과 관련이 있다고 판단되지 않는(그리고 제대로 연구되지 않았던) 성 특징에 관한 진단은 ICD 6판이 나오기 전까지는 없었다. 1948년 ICD 6판(1948)에 분류나 진단에 대한 충분한 자료가 없는 상황에서 성별정체성과 성적지향의 구별도 되지 않은 채 '동성애'가 '제5장 정신, 정신신경과 성격장애'의 성도착(sexual deviation)에 포함되었고 이것은 7판(1955)까지 지속되었다. ICD 8판(1965)에서는 여성동성애(lesbianism)와 남색(sodomy)이라는 질병으로 유지되었다.[3]

ICD 9판(1975)에서도 여전히 동성애를 '성도착과 장애(sexual deviation and disorder)'라는 질병군에 포함했으며 이때 '성-전환증'(trans-sexualism)이라는 진단이 생겨 복장도착과 구별했다.

ICD 10판(1990, 현재 한국에서 사용하는 질병분류[KCD]의 주요 틀이다)은 DSM 3판과 DSM 3판 개정판의 영향을 받기는 했으나 새로운

연도	DSM	ICD	상위 진단	진단
1948		ICD-6	성기능 혹은 성적 장애와 관련된 범주(Categories specifically related to sexual functioning or sexual disorders) 성도착(Sexual deviation)	동성애(Homosexuality)
1952	DSM-I		성격장애(Personality disorders) 반사회적 성격장애(Sociopathic personality disturbance)	동성애
1955		ICD-7	ICD-6와 동일	ICD-6와 동일
1965		ICD-8	ICD-6와 동일	ICD-6와 동일
1968	DSM-II		성격장애 성도착	동성애
1973	DSM-II 6 th			성적지향장애(Sexual orientation disturbance)
1975		ICD-9	성기능 혹은 성적 장애와 관련된 범주 성도착과 장애(Sexual deviance and disorders)	동성애
1980	DSM-III		심리성적 장애(Psychosexual disorders) 기타 심리성적 장애(Other psychosexual disorder)	자아 이질적 동성애(Ego-dystonic homosexuality)
1987	DSM-III-R		심리성적 장애	달리 분류되지 않는 성적 장애(Sexual disorder not otherwise specified)
1990		ICD-10	성 발달과 성적지향과 연관된 심리와 행동 장애들(Psychological and behavioral disorders associated with sexual development and orientation)	성 성숙 장애(Sexual maturation disorder) 자아 이질적 성적지향(Ego-dystonic sexual orientation) 성적 관계 장애(Sexual relationship disorder)
1994	DSM-IV		성 및 성별정체성 장애(Sexual and gender identity disorders)	달리 분류되지 않는 성적 장애
2000	DSM-IV-TR		성 및 성별정체성 장애	달리 분류되지 않는 성적 장애
2013	DSM-5		없음	없음
2019		ICD-11	없음	없음

표1 DSM과 ICD에서 동성애 진단의 변화

진단을 제시했는데, 성적지향과 성별표현과 관련된 것이었다. 첫 번째가 성 성숙 장애(sexual maturation disorder)이다. 이는 청소년기에 가장 흔한데, 자신의 성별정체성이나 성적지향이 불명확하고 어떤 정체성인지 잘 모르는 상태를 뜻한다. 두 번째는 자아 이질적 성적 지향(ego-dystonic sexual orientation)이다. 자신의 성별정체성이나 성적 지향에 대한 의심은 없으나, 자신의 성정체성이 달라지기를 바라는 경우이다. 세 번째는 성적 관계 장애(sexual relationship disorder)이다. 성적 파트너와의 관계 형성과 지속이 어렵고 그 요인이 자신의 성별정체성이나 성적지향 때문인 경우를 뜻한다.[4]

2019년에 발표된 ICD 11판에서는 성적지향과 관련된 그 어떤 진단도 남기거나 만들지 않았다. WHO 산하 성적장애와성건강분류실무진(WGSDSH)의 자료 조사 결과, 성적지향과 관련된 진단은 건강과 관련하여 어떠한 이익도 없었고 오히려 해를 줄 수도 있다는 결론에 도달했기 때문이다.[5]

트랜스젠더의 탈병리화 과정

여성 혹은 남성이 아닌 다른 성별에 대하여 '정상에서 벗어났다'고 바라보던 기존의 관점은, 최근 '다양한 성별이 존재한다'는 것을 인정하는 방향으로 변화해왔다. 다양한 성별을 포괄하는 표현으로 젠더배리언스(gender variance), 젠더스펙트럼(gender spectrum) 등이 있지만 트랜스젠더라는 표현을 이 절의 제목으로 잡은 이유는 두 가지다. 첫 번째로 의학적 진단은 자신의 성별을 지정성별과 반대 성별로 인식하는 좁은 의미의 트랜스젠더와 관련되어 왔다는 것이고, 두 번째는 트랜스젠더가 다양한 성별을 포괄하는 의미로 사용되기도 하기 때문이다.

트랜스젠더라는 표현은 성전환증(transsexualism)이라는 단어에서 파생되었다. 1923년에 독일의 의사 마그누스 히르슈펠트(Magnus Hirschfeld)는 지정된 성별이 아닌 반대의 성으로 되기를 바라는 사람 혹은 반대의 성이라고 생각하는 사람을 동성애와 구분하여 성전환증이라 지칭했다. 유럽에서는 이 시기에 성확정수술을 시작했다고 하며, 미국에서는 남성이었던 조지 조겐슨(George Jorgensen)이 1952년 덴마크에서 성확정수술을 받고 귀국하여 크리스틴 조겐슨(Christian Jorgensen)이 된 이야기를 1967년 자서전을 통해 밝혔다.

당시 의학계는 이런 성확정수술에 비판적이었다. 성확정수술을 원하는 당사자가 정신적으로 망상 혹은 환청이 있거나 극도로 불안정한 신경증적인 상태로 현실 검증력이 저하된 상태일 수 있다는 이유에서였다. 그러나 최근 세계트랜스젠더보건의료전문가협회(World Professional Association for Transgender Health, WPATH)에서 제시하는 지침에서는 신중하고 지지적인 태도로 당사자를 평가하고 각각의 상황에 맞게 지원할 것을 권고하고 있다.[6]

트랜스젠더에 대한 진단 역시 성적지향에 대한 진단과 궤를 같이 하면서 변화해왔다. 과거 트랜스젠더와 복장도착은 분명하게 구별되어 사용되지 않았던 것 같다. ICD 8판(1965)까지 복장도착만 언급되었으며, 9판(1975)으로 개정되면서 성-전환증(trans-sexualism)과 복장도착으로 구별되었다. 같은 상위진단에 포함되기는 했으나 반대 성별의 옷을 입고 성적 쾌감을 느끼는 복장도착과 자신의 정체성이 다른 성별이라고 강하게 생각하고 그 성별로 인식되기를 바라는 트랜스젠더가 같지 않다는 것을 구별하게 된 것이다.

ICD 10판(1990)에 이르러서는 상위 범주가 정신과 행동 장애(Mental and behavioral disorders)의 성인 성격과 행동장애(Disorders of adult personality and behavior)에 속하기는 했으나 그 아래 범주가 성도착(sexual deviation)에서 성별정체성장애(gender identity disorder)로 변화했고 5가지 하위 진단으로 구성되었으며, 성도착과 구별되었다.[7] 세계보건기구 실무위원회에서는 다양한 성별정체성을 가진 사람들이 자신의 정체성 자체로 불편함을 느끼고 사회적, 직업적인 것 등 다양한 기능의 저하가 발생할 수도 있겠으나, 다양성이 인정되지 않고 지지적이지 않은 사회적 인식과 비포괄적인 법적 혹은 제도적 장치로 인해 경험하는 불편감과 배제로 인한 기능 저하도 불건강한 상태로 보았다. 세계보건기구 실무위원회에서는 성별정체성에 대한 진단을 정신과적 진단(mental disorder)이 아닌 다른 범주로 옮겨야 한다고 제안했으며, 성 건강과 관련된 상태로 ICD 11판에 반영되었다.[8, 9]

2019년에 발표된 ICD 11판은 더 이상 다양한 성별정체성을 병적인 것으로 바라보지 않고, 다양한 성별정체성을 가진 사람들의 건강을 위해 어떤 부분을 지원해줄 것인가를 고민했다. 성별정체성과 관련된 진단은 아동기의 성별불일치와 청소년과 성인에서의 성별불일치로 변화되었다.

다양한 성별정체성에 대한 '정상화' 과정은 DSM의 변화에서도 볼 수 있다. DSM에서의 진단 변화를 살펴보면, ICD 8판까지와 마찬가지로 DSM 1판과 2판에서는 트랜스젠더라는 개념이 분명하게 정립되지 않아 동성애처럼 분명하게 표현되어 진단으로 포함되지 않았으며, 복장도착이라는 진단만 있었다.

DSM 3판(1980, ICD 9판[1975]이 나온 이후이다)에서 연령 전체를 아우르는 진단 기준이 포함되었는데, 성전환증(transsexualism)이 청소년과 성인에 대한 진단으로, '아동기의 성별정체성장애'가 아동기 진단으로 명명되었다. 개정된 DSM 3판(1987)에서는 성전환증(지정 성별과 반대의 성별로 정체성을 인식하는 경우) 타입이 아닌 경우에 대해 비-성전환증 타입(non-transsexual type)으로 구별해 포함되었다. 이때 이 진단들은 영유아기때부터 관찰되는 장애(Disorders usually first evident in infant, childhood or adolescence)라는 상위진단에 포함되었다.

DSM 4판(1994)에는 다시 성도착(paraphilias)과 성기능장애(sexual dysfunctions)와 같은 상위진단인 '성 및 성별정체성장애'(Sexual and gender identity disorders)가 포함되었고, 세부 진단은 시기만 구별하여 '아동기와 청소년기 혹은 성인기에서의 성별정체성장애(Gender identity disorder in children, in adolescents or adults)'로 변경되어 개정된 4판까지 동일하게 유지된다.

연도	DSM	ICD	상위 진단	진단
1948		ICD-6	-	-
1952	DSM-I		-	-
1955		ICD-7	-	-
1965		ICD-8	성도착(Sexual deviation)	복장도착(Transvestitism)
1968	DSM-II		성도착	복장도착
1975		ICD-9	성도착	복장도착 성-전환증(Trans-sexualism)
1980	DSM-III		심리성적 장애(Psychosexual disorders)	성전환증(Transsexualism) 아동기의 성별정체성장애(Gender identity disorder of childhood)
1987	DSM-III-R		영유아기때부터 관찰되는 장애(Disorders usually first evident in infancy, childhood or adolescence)	성전환증 아동기의 성별정체성장애 청소년, 성인기의 성별정체성장애, 비성전환증 타입(Gender identity disorder of adolescence and adulthood, non-transsexual type)
1990		ICD-10	성별정체성장애(Gender identity disorders)	성전환증 이중역할 성도착증(Dual-role transvestism) 아동기의 성별정체성장애 기타 성별정체성장애(Other gender identity disorders) 불특정 성별정체성장애(Gender identity disorder, unspecified)
1994	DSM-IV		성 및 성별정체성장애(Sexual and gender identity disorders)	아동기의 성별정체성장애 청소년 및 성인기의 성별정체성장애(Gender identity disorder in adolescents or adults)
2000	DSM-IV-TR		DSM-IV와 동일.	DSM-IV와 동일.
2013	DSM-5		성별불쾌감(Gender dysphoria)	아동기의 성별불쾌감(Gender dysphoria in children) 청소년 및 성인기의 성별불쾌감(Gender dysphoria in adolescents or adults)
2019		ICD-11	성 건강 관련 상태(Conditions related to sexual health)	아동기의 성별 불일치(Gender incongruence of children) 청소년 및 성인기의 성별 불일치(Gender incongruence of adolescents and adults)

표2 DSM과 ICD에서 트랜스젠더 진단의 변화

DSM 5판(2013)에는 다양한 성별정체성을 병리적인 것으로 보지 않고 그들의 건강을 위해 어떻게 의학적으로 지원할 수 있을지에 대해 고민한 결과가 반영되었다. 더 이상 장애(disorder)라는 표현을 사용하지 않고, 어떠한 성기능 이상이나 성도착과 함께 다루지 않았다. 또한 성별불쾌감(Gender dysphoria)이라는 새로운 용어를 사용했다. 이 역시 아동과 청소년 혹은 성인으로 구분했고, 신체 트랜지션(transition, 자신이 인식한 성별로 신체를 맞추기 위한 호르몬치료와 외과적 치료를 받는 것)을 한 이후를 포함하여 지속적으로 호르몬치료를 받아야 그 불쾌감이 줄어든 채로 더 건강하게 생활할 수 있다는 상황을 반영했다.

한국의 성별정체성과 성적지향 관련 진단

우리나라는 '한국표준질병사인분류(KCD)'라는 진단 체계를 사용한다. 통계청에서 관리하고 있으며, 1972년 1판이 만들어지고 2020년 8판까지 만들어 졌는데, ICD를 근간으로 하여 우리나라 상황에 맞게 약간 변형했다. KCD 3판(1995)은 1990년에 국제보건기구에서 발표한 ICD 10판을 반영하여 적용했으며, 이후 현재 사용하는 8판(2020)까지 ICD 10판의 업데이트 내용 반영, 진단의 한글화, 국내 다빈도 질환에 대한 별도의 반영 등을 해왔다. 그러나 성적지향이나 성별정체성과 관련한 진단은 변경되지 않았다. 따라서 현재 한국의 진단 체계에서 성별정체성, 성적지향 관련 진단은 ICD 10판과 동일하게 구성되어 있다. '성인 인격 및 행동의 장애'라는 범주(여기에는 여러 성격장애, 성도착장애 등이 함께 포함되어 있다) 아래에 '성주체성장애(Gender identity disorder)'라는 진단 범주가 있으며 거기에 성전환증, 이중역할 성도착증, 아동기의 성주체성장애, 기타 성정체성장애, 상세불명의 성정체성장애 5가지가 포함되어 있다.

그러나 ICD와 DSM에서 성별정체성장애 범주가 사라지고, DSM 5판에서는 성별불쾌감이라는 진단을, ICD 11판에서는 성별불일치(gender incongruence)라는 진단을 신설하자 실제 임상에서도 다양한 성별에 대해서 병리적으로 바라보지 않게 되었다. 한국표준질병사인분류도 수 년 안에 ICD 11판에 맞추어 개정될 것이다.[10]

어떤 진단 체계가 건강한 삶을 만드는가

앞서 살펴본 것처럼 세계적으로 성별정체성과 성적지향에 관한 진단은 성소수자의 정체성을 (정신)병리적인 것으로 인식하여 그들이 자신의 지정성별을 받아들이거나 이성애자로 살아가도록 '개입'하려는 이전의 관점에서, 정체성이 개인의 삶에 해가 되지 않으며 억지로 개입하려는 시도가 더 해로울 수 있다는 것을 인정하고 모든 정체성을 '정상의 범주'로 받아들이는 쪽으로 변화하고 있다. 건강 전문가들은 성소수자의 정체성은 그 수가 소수일 뿐이지 다양한 정체성 중의 하나임을 전제로 그들이 차별받지 않고 건강하게 살아가기 위해 어떤 진단 체계가 필요할지 고민하고 있다.

이는 ICD 11판에 '아동기의 성별 불일치(gender incongruence in childhood)'라는 진단명을 신설할 당시 있었던 논쟁에서 알 수 있다. ICD 11판에서는 성별 불일치를 병리적이라고 보는 낙인효과를 줄이되, 당사자에게 필요한 교육과 의학적 지원, 부모를 포함한 지지 그룹에 대한 교육을 위해 상위 진단 파트를 옮기고 이 진단을 넣었다. 그러나 이에 대해 비판적으로 보는 시각에서는 아동기에는 어떤 개입도 필요하지 않기 때문에 진단도 불필요하며, 진단이 붙여진다면 오히려 낙인효과가 생기고 불필요한 개입이 이루어질 수 있다고 주장한다. 이런 논쟁이 지속되는 이유는 성소수자에 대한 사회적 인식이 여전히 부정적이고, 진보적인 축에 속하는 국가에서마저 성소수자임이 알려지거나 의심될 때 괴롭힘이나 폭력에 희생이 될 확률이 높은 것이 사실임에도 성소수자 정체성에 대한 정립된 교육 프로그램이 아직 없기 때문이다.[11]

진단 체계와 기준을 개정할 때 대전제는 '최신까지의 과학적 근거에 적합한가, 어떻게 하면 건강한 삶에 의료가 기여할 수 있는가'이다. 그 대전제를 위해 의료는 한 인간이 살아가는 사회를 함께 생각해야만 한다. 사회의 소수자를 위한 여러 장치는 그 사회 구성원 전체의 삶의 질을 향상시키는 견인차 역할을 한다. 다양성을 인정하는 차별 없는 사회가 그렇지 않은 사회보다 사회 구성원의 건강한 삶에 기여한다. 사회를 구성하는 제도와 법은 소수자에 대한 폭력을 방지하기 위한 장치를 마련해야 한다. 우리는 모든 것을 태어나면서부터 알지 못하기 때문에 교육이 필요한 존재이다. 다양한 사람들이 자신만큼이나 소중하며 똑같이 건강하게 살아갈 권리가 있다는 교육이 다양한 연령과 집단을 대상으로 이루어진다면 우리는 더 '건강한' 삶을 영위할 수 있다.

3장

성소수자의 건강 격차와 의료 접근성

이혜민

이혜민

트랜스젠더 건강을 주제로 박사학위를 받은 보건학 박사. 고려대학교 보건행정학과를 졸업하고 동 대학원 보건과학과 역학연구실에서 석사학위와 박사학위를 받았다. 석·박사 과정 동안 레인보우 커넥션 프로젝트의 연구원으로 활동하며 성소수자 건강에 대한 연구를 국내외 저널에 발표했고, 단행본《오롯한 당신: 트랜스젠더, 차별과 건강》과《무지개는 더 많은 빛깔을 원한다: 성소수자 혐오를 넘어 인권의 확장으로》의 공저자로 참여했다. 현재는 제주특별자치도 공공보건의료지원단에서 책임연구원으로 일하고 있다. 우리 모두 '오롯한 당신'으로 살아가길 꿈꾸며 연구한다.

〈한국 성소수자 건강 연구〉 그리고 레인보우 커넥션 프로젝트

약 10년 전, 필자는 보건학을 전공하는 학부생이었다. 친구의 커밍아웃을 계기로 성소수자의 인권에 관심을 갖게 되었고 행동하는성소수자인권연대(당시 동성애자인권연대)의 HIV/AIDS인권팀에서 활동을 시작했다. 당시에 단체에서 활동하면서 성소수자의 건강을 주요 연구 분야로 삼고 있는 연구자가 국내에 거의 없다는 걸 알게 되었다. 누군가는 연구자로서 성소수자가 경험하는 사회적 환경과 그 환경이 건강에 미치는 영향에 대한 이야기를 해야 했다. 그렇게 필자는 성소수자의 건강에 관해 공부하기 위해 대학원에 진학하기로 마음먹었다.

하지만 상황은 녹록지 않았다. 2013년 당시 국내에는 성소수자의 건강에 대한 커리큘럼을 가지고 있는 대학원이 없었을 뿐만 아니라, 성소수자의 건강을 주제로 연구하는 연구실도 없었다. 이런 상황에서 방법을 찾아야만 했다. 필자가 찾은 방법은 성소수자와 관련되어 있는 분야를 다루거나 연구 방법론을 익힐 수 있는 연구실에서 석사과정을 마치고 성소수자의 건강에 대해서 전문적으로 연구할 수 있는 곳으로 유학을 가서 박사과정을 밟는 것이었다. 그런 생각을 가지고 사회적 소수자의 차별과 건강에 대해 배우고 연구할 수 있는 연구실에서 석사과정을 시작하게 되었다.

그렇게 들어간 연구실에서 지도교수님의 이해와 지원으로 성소수자의 건강과 관련된 연구를 할 수 있게 되었다. 운이 좋았다. 학부 연구생으로 대학원 연구실에서 가장 처음 하게 된 일은 국내에서 성소수자의 건강을 다룬 논문들을 찾아서 정리하는 것이었다. 그동안 어떤 연구들이 진행되어왔는지 살펴보면 이후에 어떤 연구를 하면 좋을지 감을 잡을 수 있을 거라는 지도교수님의 제안이었다. 이 작업을 위해 성소수자 건강을 주제로 출판된 논문, 국내외 단행본과 보고서, 기사 등을 검토하던 중 눈에 띈 자료가 있었다. 바로 당시 연구공동체 건강과대안의 박주영 상임연구원이 쓴 이슈페이퍼 〈성소수자의 건강권: 해외논의와 시사점〉(2012)이었다.[1] 성소수자의 건강권에 대한 논의가 활발하지 않았던 그 당시에 구할 수 있는 귀한 자료 중 하나였다.

이 자료를 통해 박주영 선생님을 알게 되어 실제로 인연을 맺을 수 있었고, 국내에서 출판된 성소수자 건강 관련 논문들을 함께 정리해 〈한국 성소수자 건강 연구: 체계적 문헌고찰〉(2014)을 출판했다.[2] 이 논문에서 밝힌 대로, 2013년까지 국내에서 출판된 성소수자 건강 관련 논문은 128편에 불과했다. 연구의 수가 양적으로 충분하지 않았고, 연구가 다루는 주제도 매우 한정적이었다. 총 128편의 연구 중에서 101편은 병원을 기반으로 한 사례보고, 검사 및 수술에 대한 임상적 연구였고, 병원에서 진행되지 않은 비임상적 연구는 총 27편뿐이었다. 비임상적 연구 중에는 성소수자가 겪을 수 있는 차별이나 폭력과 같은 사회적 요인이 건강에 미칠 수 있는 영향을 분석한 연구와 성소수자의 의료 접근성에 대한 연구가 매우 부족했다. 기존 문헌들을 검토하며 그동안 국내에서 진행된 연구 외에 어떤 연구들이 더 필요한 상황인지 파악할 수 있었다.

더 나아가 이 논문을 계기로 성소수자의 건강에 관심을 가지고 있는 동료들과 함께할 수 있었다. 논문을 함께 쓴 박주영 선생님과 행동하는성소수자인권연대(당시 동성애자인권연대) 활동가이자 성소수자의 건강을 주제로 석사학위 논문을 쓴 이호림 선생님이 필자가 석사과정을 밟고 있던 연구실에서 박사과정을 시작했다. 같은 시기에 노동자의 건강에 대해 관심을 가지고 활동하던 최보경 선생님도 연구실 멤버로 합류하면서 레인보우 커넥션 프로젝트(Rainbow Connection Project)라는 팀을 꾸려 본격적으로 성소수자 건강 연구를 시작했다.

성소수자가 마주하는 건강 격차

레인보우 커넥션 프로젝트의 초창기 작업은 성소수자의 건강과 비성소수자의 건강을 비교해 성소수자의 건강이 어느 정도 수준인지 파악하는 데 초점을 맞췄다. 물론 해외에서 출판된 많은 연구를 통해 성소수자의 건강이 비성소수자에 비해 좋지 않다는 것을 알고 있었다. 하지만 해외의 상황이 국내에서도 적용되는지 데이터로 보여주는 것이 필요했다. 레인보우 커넥션 프로젝트는 2016년 동성애자·양성애자 그리고 2017년 트랜스젠더를 대상으로 직접 수집한 데이터를 분석해 이들의 건강상태를 일반인구집단의 건강상태와 비교했다.

해외에서 수행된 연구 결과를 통해 짐작할 수 있듯이 성소수자의 건강은 일반인구집단의 건강에 비해 대체로 취약한 수준이었다. 총 2,335명의 성인 동성애자·양성애자의 건강을 일반인구집단의 건강과 비교해보니, 우울 증상이나 자살 생각과 같은 정신건강뿐만 아니라 근골격계 통증 그리고 흡연과 위험음주 같은 건강위해행동의 측면에서 동성애자·양성애자 참여자의 건강 수준이 안 좋게 나타났다.[3] 특히 정신건강의 경우, 일반인구집단에 비해 동성애자·양성애자 참여자가 우울 증상을 보고할 가능성이 5배 이상 높았으며, 자살 생각이나 자살 시도의 경우에는 그보다 더 심각한 상황이었다. 본인의 건강상태에 대한 평가와 흡연, 위험음주의 결과에서는 성별에 따라 다른 결과를 보이기도 했다. 남성 동성애자

·양성애자의 경우 일반 남성과 비교했을 때 스스로의 건강상태를 '나쁨'으로 평가하는 비율이나 흡연 및 위험음주의 유병률이 큰 차이를 보이지 않았지만, 여성 동성애자·양성애자의 경우 일반 여성과 비교해 부정적 자가평가건강과 흡연 및 위험음주의 유병률이 훨씬 높게 나타났다.

트랜스젠더의 건강을 일반인구집단의 건강과 비교했을 때도 비슷한 결과가 나타났다.[4] 자가평가건강과 근골격계 통증, 우울 증상, 자살 생각 및 시도의 측면에서 트랜스젠더는 일반 남성과 여성에 비해 건강상태가 좋지 않았다. 일반인구집단에 비해 스스로의 건강상태를 '나쁨'으로 평가하는 트랜스젠더 참여자가 2배 이상 많았으며, 근골격계 통증의 경우 4배 이상, 우울 증상 및 자살 관련 행동과 같은 정신건강의 경우 6배 이상 높은 수치를 보였다. 흡연과 위험음주의 경우 일반 남성과는 큰 차이를 보이지 않았지만, 일반 여성과 비교했을 때 트랜스젠더가 건강위해행동을 더 많이 하는 것으로 나타났다.

여러 가지 건강 결과를 일반인구집단과 비교해 한국 성소수자가 마주하는 건강 격차를 파악할 수 있었지만, 해외에서는 좀 더 다양한 건강상태를 비교한 연구들이 진행되어왔다. 성적지향에 따른 건강 격차를 분석한 한 해외 논문은 동성애자·양성애자가 이성애자에 비해 불면증, 당뇨, 고혈압 등과 같은 질병을 가질 위험이 높을 수 있다는 결과를 발표했다.[5] 트랜스젠더의 건강 격차에 대한 또 다른 논문은 비트랜스젠더에 비해 트랜스젠더가 심근경색을 진단

받을 가능성이 1.7배 높다고 밝혔다.[6] 그 외에도 성소수자는 비성소수자에 비해 신체활동 부족, 비만, 식이장애뿐만 아니라 심혈관계 질환, 천식, 암 등 만성질환과 HIV/AIDS, 기타 성매개감염(sexually transmitted infections)에 있어서도 취약한 것으로 나타났다.[7, 8, 9]

성소수자의 건강에 영향을 줄 수 있는 요인: 소수자 스트레스 모델

비성소수자에 비해 성소수자의 건강상태가 취약한 것에는 여러 가지 요인이 작용할 수 있다. 이를 설명하기 위해서 만들어진 모델이 바로 소수자 스트레스(minority stress) 모델(표1)이다.[10] 성소수자가 자신의 정체성 때문에 사회 속에서 겪는 스트레스를 소수자 스트레스라고 하는데, 주로 성소수자라는 이유로 경험하는 차별과 폭력, 거절에 대한 예상, 내재화된 성소수자 혐오 등이 포함된다. 성소수자는 비성소수자와 마찬가지로 일상생활 속에서 스트레스를 받으며, 이에 추가적으로 소수자 스트레스까지 경험한다. 이러한 소수자 스트레스는 성소수자의 건강에 부정적인 영향을 끼치기 때문에 성소수자는 비성소수자와 비교해 더 취약한 건강 수준을 갖게 된다는 것이 이 모델의 주요 요지이다. 동성애자·양성애자 집단의 경험을 기반으로 만들어진 소수자 스트레스 모델은 이후 트랜스젠더의 경험을 반영할 수 있도록 수정되어 성소수자 스트레스

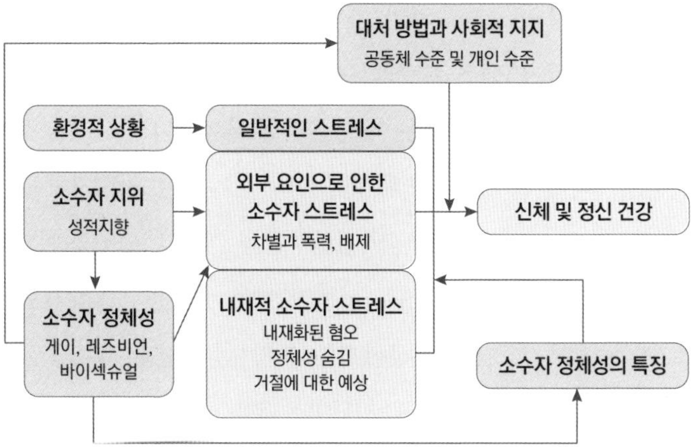

표1 소수자 스트레스 모델[11]

및 회복탄력성 모델(gender minority stress and resilience model)로 제시되었다.[12]

소수자 스트레스 모델의 내용을 바탕으로 레인보우 커넥션 프로젝트가 출판한 성소수자 건강 연구를 크게 세 가지로 분류해 소개하고자 한다. 첫 번째는 성소수자가 겪은 차별이나 폭력이 건강에 미치는 영향에 대한 연구이며, 두 번째는 내재화된 성소수자에 대한 혐오가 건강에 미치는 영향에 대한 연구이다. 마지막으로 트랜스젠더가 자신의 정체성으로 인해서 경험하는 특수한 소수자 스트레스가 건강에 미치는 영향에 대한 연구를 제시하고자 한다.

차별과 폭력

한국처럼 성소수자를 부정적으로 바라보는 나라에서 성소수자는 본인의 정체성으로 인해 차별, 폭력과 같은 부정적인 경험을 할 수 있다. 레인보우 커넥션 프로젝트는 차별과 폭력이 성소수자의 건강에 미치는 영향에 대한 두 가지 연구를 발표했다.[13] 성인 동성애자·양성애자를 대상으로 수행한 두 연구에 따르면, 성적지향을 이유로 한 차별 경험과 학창시절 집단따돌림 경험은 모두 참여자의 정신건강에 부정적인 영향을 끼치는 것으로 나타났다. 구체적으로, 중·고등학교 당시 본인의 성적지향이나 지정성별과 다른 외모나 말투 등의 성별표현으로 인해 집단따돌림을 겪은 참여자는 따돌림 경험이 전혀 없는 참여자에 비해 우울 증상과 자살 생각, 자살 시도를 가질 가능성이 각각 1.56배, 1.53배, 3.59배 높은 것으로 나타났다.[14]

성소수자를 있는 그대로의 본인이 아닌 이성애자 혹은 비트랜스젠더로 살아가도록 하는 '전환치료'는 성소수자 집단에게 가해지는 극단적인 종류의 폭력이다. 이러한 '전환치료' 역시 성소수자의 건강을 악화시킬 수 있는 요인 중 하나이다. 성인 동성애자·양성애자를 대상으로 진행한 레인보우 커넥션 프로젝트의 연구 결과, 본인의 성적지향을 바꾸기 위한 목적의 상담이나 치료를 받은 적이 있는 참여자뿐만 아니라 실제 경험은 없지만 주변으로부터 '전환치료'를 권유받은 적이 있는 참여자도 이러한 경험이 전혀 없는 참여자에 비해 자살 생각과 시도를 더 많이 보고하는 것을 알 수 있었다.[15] 성인 트랜스젠더를 대상으로 최근에 수행한 연구에서도 비슷한 결과가 제시되었다.[16] 태어난 당시에 지정된 법적 성별로 살아가게 하기 위한 목적의 상담이나 치료를 실제로 받은 적이 있는 이들은 그런 경험이 전혀 없는 이들에 비해 의료기관에서 우울증과 공황장애를 진단·치료받을 가능성이 1.34배, 2.52배 높았고, 자살 시도를 할 가능성 역시 1.73배 높은 것으로 나타났다.

내재화된 성소수자 혐오

자신의 정체성을 있는 그대로 받아들이지 않고 바꾸도록 강요하는 사회 속에서 성소수자는 차별과 폭력을 겪을 수 있고, 더 나아가 스스로 성소수자에 대한 혐오를 내재화할 수 있다. 동성애자·양성애자의 경우, "나는 동성에게 끌리는 것을 멈추려 노력한 적이 있다"와 "내가 레즈비언/게이/바이섹슈얼이 아니었으면 좋겠다"와 같은 항목으로 내재화된 동성애 혐오를 측정한다. 트랜스젠더의 경우에는 "나는 나의 성별정체성이나 성별표현이 원망스럽다"와 "나는 나와 같은 성별정체성이나 성별표현을 가지지 않은 사람들이 부럽다"가 측정 항목으로 포함된다. 이러한 내재화된 동성애 혐오와 트랜스 혐오 역시 성소수자의 건강에 악영향을 끼친다. 성인 동성애자·양성애자 연구에서는 내재화된 동성애 혐오의 수준이 높은 참여자는 그 수준이 낮은 참여자에 비해 우울 증상을 가질 가능성이 1.2배 높았다.[17] 성인 트랜스젠더 연구에서도 마찬가지였다.[18]

트랜스젠더가 경험하는 특수한 소수자 스트레스

트랜스젠더는 자신의 정체성으로 인해서 특수한 소수자 스트레스를 겪기도 한다. 특히 화장실이나 탈의실과 같은 성별이 분리된 시설을 이용하거나 일상생활 속 신분증을 제시해야 하는 상황에서 소수자 스트레스를 경험한다. 레인보우 커넥션 프로젝트는 트랜스젠더 591명이 참여한 설문조사를 분석하여 성별 분리된 공중화장실 사용 경험이 이들의 정신건강에 미치는 영향에 대한 논문을 2021년에 출판했다.[19]

성별 분리된 공중화장실 사용 경험을 알아보기 위해 참여자에게 트랜스젠더 정체성과 관련해서 표2에 제시된 경험을 한 적이 있는지 물어보았다. 전체 참여자 중 42.0%가 "부당한 대우나 불쾌한 시선을 받을까 봐 내 성별정체성과 다른 성별의 시설을 이용"한 적이 있고, 40.0%가 "화장실에 가는 것을 피하기 위해 음료를 마시거나 음식을 먹지 않았"다고 응답했다. 그 외에도 "멀더라도 일부러 남녀공용 혹은 장애인 화장실이나 인적이 드문 화장실을 이용"한 참여자와 "부당한 대우나 불쾌한 시선을 받을까 봐 화장실 이용을 포기"한 적 있는 참여자도 각각 38.1%와 37.3%로 다수를 차지했다. 응답을 바탕으로 참여자들의 응답을 공중화장실 "관련 경험이 전혀 없음"과 표2의 A, B, C, D와 같은 "회피하는 행동만 했음", E, F, G, H, I와 같이 "폭력적인 경험을 가지고 있음" 등 세 가지 그룹으로 분류해 정신건강과의 상관관계를 분석했다. 그 결과 회피하는 행동만 했던 참여자와 폭력적인 경험을 가지고 있는 참여자 모두 그런 경험이 전혀 없는 참여자에 비해 지난 일주일 동안 우울 증상을 가질 가능성이 각각 1.22배, 1.18배 높은 것으로 나타났다. 이 연

(중복응답 가능)	전체 (n=557)
	n (%)
"지난 12개월 동안, 귀하는 트랜스젠더 정체성과 관련하여 성별 분리된 공중화장실 이용 시 다음과 같은 경험을 한 적이 있습니까?"	
A. 화장실에 가는 것을 피하기 위해 음료를 마시거나 음식을 먹지 않았음	223 (40.0)
B. 부당한 대우나 불쾌한 시선을 받을까 봐 화장실 이용을 포기했음	208 (37.3)
C. 부당한 대우나 불쾌한 시선을 받을까 봐 내 성별정체성과 다른 성별의 시설을 이용했음	234 (42.0)
D. 멀더라도 일부러 남녀공용 혹은 장애인 화장실이나 인적이 드문 화장실을 이용했음	212 (38.1)
E. 모욕적인 발언이나 불필요한 질문을 들음	95 (17.1)
F. 성희롱 또는 성폭력을 당했음	7 (1.3)
G. 화장실 이용을 제지당했음	72 (12.9)
H. 다른 사람이 경비원이나 경찰에 신고했음	11 (2.0)
I. 물리적인 폭력을 당했음	4 (0.7)
공중화장실 관련 경험의 카테고리	
관련 경험이 전혀 없음	167 (30.0)
회피하는 행동만 했음(A, B, C, D)	262 (47.0)
폭력적인 경험을 가지고 있음(E, F, G, H, I)	128 (23.0)

표2 지난 12개월간 성별 분리된 공중화장실에서의 트랜스젠더 정체성과 관련된 경험[20]

구 결과를 통해, 성별 분리된 공중화장실 이용과 관련한 스트레스가 트랜스젠더의 정신건강에 부정적인 영향을 끼칠 수 있다는 점을 파악할 수 있었다.

2020년 1월, 국내에서 처음 코로나19 확진자가 확인된 이후로 코로나19와 함께한 지 3년 차에 접어들었다. 역사적으로 인류는 스페인 독감, 흑사병 등 재난과 같은 전염병을 겪어오면서 재난은 평등하지 않다는 점을 이미 깨달았다. 코로나19 팬데믹이 지속되고 있는 상황 속에서도 마찬가지일 것이다. 외국에서는 코로나19 감염이나 코로나 19로 인한 사망과 관련해서 인종이나 사회경제적 지위 등에 따른 불평등이 존재한다는 연구가 계속해서 발표되었고, 사회적 소수자에 초점을 맞춘 연구들도 다수 진행되었다.

코로나19 팬데믹 상황 속에서 트랜스젠더는 호르몬요법과 성확정수술 같은 의료적 조치나 법적 성별 정정을 해야 하는 상황으로 인해 어려움을 겪을 수 있다.[21] 2021년에 발표한 연구에서 전체 참여자 중 "코로나19로 인해 경제적 상황이 어려워져" 또는 "코로나19로 인해 병원 이용이 어려워져" 호르몬요법이나 성확정수술과 같은 의료적 조치를 받기 어려웠다고 응답한 이들은 각각 15% 이상이었다.(표3) 그 외에도 유행 초기에 공적 마스크를 약국에서 본인 확인 이후 구매해야 했던 시기에 "신분증을 필수적으로 제시해야 해서 구매하기 어려웠"다고 응답한 참여자도 14.7%나 있었다. 트랜스젠더 중에는 출생 시 법적 성별과 본인이 인지하고 표현하는 성별정체성이 달라 법적인 성별을 정정하는 경우가 많다. 그러나 국내에서 법적 성별을 정정하기 위해서는 생식 능력을 제거했

(중복응답 가능)	전체 (n=564)
	n (%)
A. 코로나19로 인해 경제적 상황이 어려워져 성전환 관련 의료적 조치를 받기 어려웠음	87 (15.4)
B. 코로나19로 인해 병원 이용이 어려워져 성전환 관련 의료적 조치를 받기 어려웠음	86 (15.3)
C. 공적 마스크 구매 시 신분증을 필수적으로 제시해야 해서 구매하기 어려웠음	83 (14.7)
D. 코로나19 감염이 의심되는 증상이 있었지만 트랜스젠더 정체성과 관련하여 부당한 대우나 불쾌한 시선을 받을까 봐 검사받는 것을 포기했음	26 (4.6)

표3 코로나19 발생 이후 트랜스젠더 정체성과 관련된 경험

다거나 호르몬요법이나 성확정수술을 받았다는 것을 필수적으로 증명해야 하는 등 그 조건이 매우 까다롭기 때문에 법적 성별을 정정하는 것은 쉽지 않다. 이런 상황 속에서 신분증의 성별과 본인이 표현하는 성별이 일치하지 않는 트랜스젠더는 어려움을 겪을 수 있다.

트랜스젠더의 코로나19 관련 스트레스는 이들의 정신건강, 특히 우울 증상에도 부정적인 영향을 주는 것으로 나타났다. 구체적으로, "코로나19로 인해 경제적 상황이 어려워져 성전환 관련 의료적 조치를 받기 어려웠"던 참여자는 이러한 어려움이 없었던 참여자에 비해 우울 증상을 가질 위험이 1.20배 높았다. "코로나19로 인해 병원 이용이 어려워져 성전환 관련 의료적 조치를 받기 어려웠"던 참여자 역시 우울 증상 위험이 1.15배 높게 나타났다.[22]

성소수자의 의료 접근성

2014년에 출판한 〈한국 성소수자 건강 연구: 체계적 문헌고찰〉 논문을 작성하면서 국내에서 진행된 성소수자의 의료 접근성에 대한 연구가 부족했다는 것을 알 수 있었다. 소수자 스트레스를 포함해 자신을 둘러싼 상황과 조건으로 인해 성소수자는 보건의료 서비스에 접근하는 데 어려움을 겪을 수 있다. 더 나아가 보건의료 서비스에 대한 접근성은 그 자체로 성소수자의 건강에 영향을 끼칠 수 있는 요인이기 때문에 중요하게 다루어져야 한다. 따라서 레인보우 커넥션 프로젝트는 성소수자의 의료 접근성이 어떠한지 파악하고, 소수자 스트레스가 의료 접근성에 어떤 영향을 끼치는지 알아보는 연구를 진행했다.

특히 트랜스젠더 중에는 호르몬요법이나 성확정수술 등과 같은 의료적 조치를 받기 위해 의료기관에 방문하는 이들이 많다. 성확정 관련 의료적 조치는 트랜스젠더의 성별위화감을 완화하거나 해소하기 위해서 필수적일 뿐만 아니라 국내에서 법적 성별을 정정하거나 병역 면제를 위해서도 요구된다.[23] 그러나 트랜스젠더는 성확정 관련 의료적 조치와 관련해서 의료기관에 방문할 때 여러 가지 이유로 인해 어려움을 겪고 있었다. 우선 의료기관에 가기 전 호르몬요법과 성확정수술과 같은 의료적 조치에 대한 정보를 얻는 것부터 쉽지 않다. 가까운 병원에 찾아가서 의사와 상담하는 등 공식적인 루트를 통해 의학 정보를 얻는 것이 가장 정확하고 안전한 방식이지만, 성확정 관련 의료적 조치의 경우 많은 이가 "인터넷 검색엔진(구글, 네이버 등)에서 검색해"보거나 "트랜스젠더 관련 웹페이지 또는 인터넷 카페에서 찾"거나 "SNS(페이스북, 트위터 등)를 이용한다"고 응답했다. "의료적 조치를 제공하는 병원에 물어본다"고 응답한 이들은 전체 참여자 중 33%에 불과했다.[24]

어떤 병원에서 성확정 관련 의료적 조치를 제공하는지 알게 되더라도 그 조치를 받는 것이 쉽지 않다. 호르몬요법과 성확정수술을 받지 않은 트랜스젠더 참여자에게 그 이유에 대해서 물어보았을 때, 가장 많은 이가 "경제적 부담 때문에"라는 이유를 꼽았다.[25] 실제로 성기 성형수술의 경우 1500만 원에서 2000만 원 정도의 비용이 들어가며, 호르몬요법이나 다른 유형의 수술까지 받는 것을 감안했을 때 성확정 관련 의료적 조치에 드는 전체 비용은 결코 적지 않다. 또한 국내에서 성확정 관련 의료적 조치는 국민건강보험으로 보장되지 않는 비급여 항목으로 분류되어 본인이 해당 비용을 모두 감당해야 하는 상황이기 때문에 더 큰 부담으로 다가올 수 있다. 민간의료보험을 이용할 때도 트랜스젠더는 본인의 정체성과 관련해서 차별이나 불이익을 겪을 수 있다. 민간의료보험에 가입한 적 있는 참여자 중 5% 이상이 "트랜스젠더라는 이유로 가입을 거부당"했거나 "성전환 관련 의료서비스 이용 시 보험 적용을 거부당"한 적이 있다고 응답했다. 또한, 전체 참여자 중 5%가 법적 "성별 정정 이후, 이미 가입한 보험의 과거 보험료를 추가 납부할 것을 요구받"은 적이 있다고 응답했다.[26]

비용에 대한 부담뿐만 아니라, 호르몬요법이나 성확정수술을 받기 위해 마음 편히 "갈 수 있는 의료기관이 없어서" 호르몬요법과 성확정수술을 받지 못할 수 있다. 성확정 관련 의료적 조치를 받을 수 있는 의료기관이 주변에 없거나 나를 진료하는 의료진이 이러한 조치에 대해서 알지 못하는 것 또한 의료서비스 이용에 있어서 또 하나의 장벽으로 작용한다. 이는 국내에서 의료진이 트랜스젠더에게 필요한 의료적 조치를 교육·훈련받을 수 있는 기회가 매우 드물기 때문이기도 하다.

또한 의료기관을 찾아갔을 때 트랜스젠더는 본인의 정체성 때문에 의료진이나 직원으로부터 차별을 겪거나 불편한 상황에 놓일 수도 있다. 성확정 관련 의료적 조치를 받기 위해 찾아간 병원에서 "접수된 내 이름 또는 성별이 맞는지 물"어보거나 "적절한 진료를 받기 위해 의료진에게 성전환 관련 의료적 조치에 대해서 가르쳐줬"던 경험이 있을 뿐만 아니라, "모욕적인 발언이나 불필요한 질문을" 듣기도 하고 심지어는 "성전환 관련 상담, 진단, 의료조치를 거부당"하는 경우도 있다. 성확정과 관련되지 않은 일반적인 의료를 위해 찾아간 병원에서도 "내 성별정체성에 맞지 않은 입원실이나 탈의실 등을 이용"한 이들도 다수를 차지했다.[27]

이런 일들을 직접 본인이 경험하거나 직접 경험하지 않더라도 성소수자 커뮤니티 내에서 다른 사람들의 경험을 듣다 보면 의료기관에 방문하는 것 자체를 꺼릴 수 있다. 실제로 성소수자 참여자에게 지난 12개월 동안 "의료기관 방문을 회피하거나 연기한 적이 있"었는지 물었을 때, 동성애자·양성애자 참여자의 27.0%, 트랜스젠더 참여자의 37.7%가 그런 적이 있다고 응답했다.[28, 29] 이렇게 성소수자가 의료기관 방문을 회피하거나 연기하는 행동에도 차별이나 폭력 등과 같은 소수자 스트레스가 영향을 끼칠 수 있다. 최근에 발표된 연구에 따르면, 트랜스젠더라서 차별을 경험한 참여자는 차별 경험이 전혀 없는 참여자에 비해 지난 12개월 동안 의료기관 방문을 회피하거나 연기할 가능성이 1.9배 이상인 것으로 나타났다. 동성애자·양성애자 연구에서도 마찬가지로 성소수자에 대한 낙인이 심한 사회 속에서 내가 성소수자라서 거절당할 것이라는 예상을 하면 할수록 의료기관 방문을 회피하거나 연기할 가능성이 높았다. 이처럼 소수자 스트레스로 인해 성소수자는 병원에 가기 어려워지고, 아파도 병원에 갈 수 없는 성소수자의 건강은 계속 악화될 수밖에 없다.[30]

의료진과 건강 연구자의 역할과 노력

성소수자가 더욱 건강한 삶을 살아가기 위해 그리고 아플 때 아무 걱정 없이 병원에 가기 위해 의료진과 건강 연구자가 해야 할 일은 무엇일까? 우선 성소수자 건강에 대한 내용을 의학 교육 내 포함시켜 성소수자 환자를 대하는 의료진의 역량을 강화할 필요가 있다. 세부적으로는 성소수자가 겪는 건강 격차와 성소수자를 둘러싼 사회적 환경에 대한 이해와 성소수자에 대한 인권감수성 등에 대한 내용이 교육과정에 포함되어야 한다. 또한 트랜스젠더의 호르몬요법과 성확정수술과 관련된 의학 분야에서는 해당 의료적 조치에 대한 교육과 훈련이 필수적이다. 이와 더불어 호르몬요법과 성확정수술에 필요한 높은 비용을 트랜스젠더 개인이 홀로 감당하지 않고 국가 차원에서의 의료보장이 제공될 수 있도록 의료진과 건강 연구자의 적극적인 노력이 필요하다. 성확정 관련 의료적 조치에 대한 의학 교육과 국가 차원의 의료보장은 모두 트랜스젠더의 의료 접근성, 더 나아가 이들의 건강권을 보장할 수 있는 주요한 방법이다.[31, 32]

그뿐만 아니라 성소수자가 경험하는 소수자 스트레스가 이들의 의료 접근성과 건강에 미치는 부정적인 영향을 고려할 때, 성소수자에 대한 사회적 낙인을 줄이려는 노력이 필요하다. 이를 위해 우리가 할 수 있는 일들을 하나씩 해나가는 것이 중요한데, 가령 성소수자의 건강에 대해서 관심을 가지고 있는 주변 사람들과 모여서 관련된 영화를 보거나 책을 읽는 모임을 꾸려보는 것도 좋은 방법이다.[33, 34, 35] 성소수자 건강에 대한 본격적인 활동을 원한다면 각자의 분야와 위치에서 뜻을 나눌 수 있는 사람들과 모여서 활동을 시작하는 것도 좋겠다. 국내에서 기존에 활동하고 있는 그룹으로는 한국성소수자연구회(준), (이 책을 집필한) 한국성소수자의료연구회, 성소수자 대학원생 신진 연구자 네트워크 등이 있다.

필자가 속한 레인보우 커넥션 프로젝트 역시 보건학을 전공하는 연구자들이 모여 한국 사회 내에서 작지만 중요한 변화가 일어나길 바라는 마음으로 성소수자의 건강을 연구하고 그 결과를 공유해왔다. 구체적으로는 향후 국내에서 성소수자의 건강을 증진시키고자 하는 정책이 만들어질 때 그 과정에서 과학적 근거로 활용될 수 있도록 성소수자 건강에 대한 20편 이상의 논문을 출판했다. 그 논문들의 결과를 건강정책학회, 한국건강형평성학회, 미국공중보건학회, 국제심리학회 등 국내외에서 열리는 학술대회와 성소수자인권포럼, 행동하는성소수자인권연대, 친구사이 등 성소수자 커뮤니티에서 발표하기도 했다. 특히 트랜스젠더의 건강에 대한 여러 논문을 모아《오롯한 당신: 트랜스젠더, 차별과 건강》이라는 단행본을 출판해 북콘서트와 세미나를 진행했고, 트랜스젠더의 공중화장실 이용이나 코로나19 관련 경험에 대한 연구 결과를 뉴스 기사로 대중들에게 전달하기도 했다.

하지만 한국 성소수자의 건강에 대한 연구는 여전히 부족하다. 그렇기 때문에 더 많은 의료진과 건강 연구자가 성소수자의 건강에 관심을 가지고 연구에 활발하게 참여해야 한다. 성소수자의 건강을 향상시키기 위한 발걸음은 성소수자와 비성소수자 사이에 존재하는 건강 격차와 그 격차에 영향을 끼치는 요인들을 명명백백히 밝히는 것에서부터 시작할 수 있다. 앞서 레인보우 커넥션 프로젝트에서 진행한 연구에 대해 소개하기도 했지만, 앞으로도 더 나은 데이터를 가지고 더 다양한 주제를 다룬 연구들이 진행될 필요가 있다. 아쉽게도 아직까지 국내에서는 한국복지패널이나 국민건강영양조사와 같이 국가 대표성이 있는 설문조사에서 참여자들의 성적지향이나 성별정체성을 조사하고 있지 않기 때문에 연구를 위해 분석할 데이터에 접근하는 데 있어서 제약이 많은 상황이다.[36] 이러한 한계를 차근차근 변화시켜나가며 양질의 데이터를 가지고 다양한 연구를 진행할 수 있다면 우리는 성소수자의 건강과 삶에 대해 보다 체계적으로 이해할 수 있게 될 것이다. 더 나아가 앞으로 수행될 다양한 연구를 통해 성소수자의 건강에 대한 과학적인 근거를 기반으로 한 정책적 개입을 요구할 수 있을 것이다. 이 과정에 많은 의료진과 건강 연구자들이 함께하기를 기대한다.

4장

차근차근 따라가며 만드는 성소수자 친화적 의료기관

추혜인

추혜인

살림의료복지사회적협동조합 살림의원의 가정의학과 의사. 1996년 서울대학교 공과대학에 입학했으나, 1학년 겨울 성폭력상담소에서 자원활동을 하다 "성폭력 피해자의 입장에서 진료해줄 의사가 한 명이라도 있었으면 좋겠다"는 말을 듣고, 진로를 변경해 이듬해 같은 대학 의과대학에 진학했다. 학교를 다니면서 꾸준히 여성단체에서 활동하며 여성주의와 의료인의 삶에 대해 고민하다, 건강한 삶의 토대가 되는 의료협동조합을 만들고 싶다는 꿈을 꾸게 됐다. 서울대학교병원 가정의학과에서 수련을 받았으며, 여성단체에서 만난 어라 님과 뜻을 합쳐 2012년에 '살림의료복지사회적협동조합'을 창립했다.

성소수자 친화적 병원과 사회

개원 초기부터 '성소수자 친화적 의료기관'을 표방하며 만든 살림의원이 2022년에 10년을 맞았다. 지난 10년간 '성소수자 친화적 의료기관이 어떤 곳인지 알고 싶어 견학(실습)을 신청한다'는 예비 의료인이 200명 넘게 방문했다. 실습 신청자의 수는 해마다 조금씩 늘어왔는데, 살림의원이 언론을 통해 알려진 이유도 있지만, 성소수자 친화적 의료에 대한 사회적 관심이 늘어왔다는 것도 부인할 수 없다(이 글을 쓰고 있는 지금 국회 앞에서는 차별금지법 제정을 위한 단식농성이 한창인 안타까운 현실이지만 말이다).

실습을 나온 학생들에게 필자가 항상 했던 얘기가 있다. "목포, 대구, 제주도에서도 서울 은평구에 있는 살림의원까지 호르몬치료를 받으러 온다는 게 너무 힘드시겠죠. 주변에 쉽게 찾아갈 수 있는 믿을 수 있는 의료기관이 있어야 하지 않겠어요?"

지금은 의사, 간호사가 되어 있을 살림의원의 실습생들과 성소수자 친화적 의료기관에 관심이 있는 많은 의료인을 위해, 차근차근 단계를 따라가며 성소수자 친화적인 의료기관을 만들어나갈 수 있도록 일종의 가이드를 작성했다. 진료에만 관련된 내용이 아니므로, 본인이 의료기관을 운영하지 않더라도 일하는 곳 어디에서나 적용해볼 수 있는 부분이 있을 것이다.

1단계 : 시작하자

다짜고짜 '시작하자'라니 당황스럽겠다. 마음의 준비가 되었다면 지체없이 시작하자. 물론 공부가 먼저라고 생각하는 당신이 있을 수 있다. 맞다, 공부가 먼저다. 하지만 이 책을 읽고 있다면 이미 공부를 하는 중이 아닌가! 그러니 이 책을 다 읽었을 무렵에는 시작하자.

이렇게 짧게 공부하고 시작해도 될까 다시 고민이 들 수도 있다. 하지만 논문을 읽고 강의를 듣고 배울 수 있는 것보다 진료실을 찾아오는 성소수자들에게 배울 수 있는 것들이 훨씬 많다. '성소수자로부터 배운다'는 나의 표현에 몇몇 내 친구들은 "도대체 언제까지 우리가 가르쳐줘야 해? 지겨워! 답답해!"라고 아우성을 치겠지만, 기꺼이 그 역할을 맡을 것이라는 사실을 나는 안다. 스스로의 정체성과 건강이 밀접한 관계가 있다고 느낀다면, 성별정체성을 충분히 이해받은 상태에서 그에 맞춰진 의학적 상담을 받기를 원한다면 투자해야 하는 게 있으니까. 사실 진료란, 그 어떤 진료이든 서로가 서로에게서 배우는 상호작용을 포함하고 있게 마련이고, 이런 상호작용이야말로 진짜 배움을 남긴다.

성소수자를 위한 특별한 클리닉을 표방하지 않았더라도 모든 의료기관에는 성소수자들이 이미 방문하고 있을 터이다. 한국의 성소수자는 커밍아웃을 하기 힘든 한국의 특성상 과소하게 추정될 가능성이 크다는 점을 충분히 참작하더라도 100만 명에서 300만 명 사이로, 결코 적은 수가 아니다. 류마티스 관절염의 유병률보다 훨씬 높다!(물론 성소수자 비율은 '유병률'이 아니다. 정체성은 병이 아니기에!) 의료인들이 지금까지 배우거나 훈련될 기회가 부족했던 것은 너무 안타깝지만, 모른다고 넘어갈 수 있는 문제가 아니라는 것이다.

일단 시작하자. 성소수자 인권과 건강권에 관심이 많은 신중한 의료인일수록 오히려 상처를 주거나 오해가 생길까 두려워서 관계를 시작하지 못하는 경우가 있는데, 우리 그러지 말자. 험난한 한국의 현실에서 생존해온 성소수자들의 생명력을 믿고 관계를 시작하자. 솔직히 당신보다 훨씬 더 준비되지 않은 많은 의료인을 이미 만나왔을 테니까.

'시작하자'는 것이 의료인의 맥락에 대한 이야기라면 성소수자의 맥락에서는 위에 쓴 것처럼 '투자하자'고 말하고 싶다. 좋은 의사는 저절로 생기지 않는다. 일정한 훈련이 책임을 함께 짊어질 공동체가 필요하다. 2009년 여성주의적인 의료기관을 만들자며, 페미니스트, 성소수자 들을 설득할 때 정말 많이 했던 얘기이다. 투자하자고. 페미니즘적이고 퀴어 프렌들리한 의료기관은 그냥 어느 날 우연히 등장하지 않으니, 없으면 우리가 만들어서라도 그런 의료기관을 운영해야 하는 거 아니냐고 했다. 겁먹지 말고 시작하자.

2단계: 홍보하고 후원하자

홍보는 서로 만나기 위해 필요하다. 그러니 2단계는 사실 '만나자' 단계이기도 하다. 암만 성소수자 클리닉을 연들 몰라주면 아무 소용이 없으니, 홍보도 중요하다.

내가 일하고 있는 살림의원은 개원 전부터 성소수자 커뮤니티에 홍보를 하며 같이 의료기관을 만들고 운영해갈 이들을 모집했다. 제일 처음 했던 일이 비혼여성/레즈비언들이 많이 찾는 인터넷 사이트에 '여성 건강/퀴어 건강'과 관련한 온라인 상담을 시작한 일이었고, 2009년 6월에는 퀴어퍼레이드에 〈퀴어건강상담〉 부스를 열었다. "건강한 퀴어가 되자"는 것이 퀴어건강상담 부스의 캐치프레이즈였다. 2010년에도 퀴어퍼레이드 부스 참여는 물론, 십대 이반여성 거리 상담 프로젝트 퀴어뱅과 함께 신촌에서 십대 이반여성을 위한 건강상담을 진행했다. 건강상담 부스에 들어왔던 질문들을 모아 2011년과 2012년 퀴어문화축제에서 '건강한 퀴어로 사는 열 가지 방법'을 강의하기도 했다.

그러다 보니 2012년 8월 살림의원 개원 즈음에는 성소수자 커뮤니티와 인권단체 들로부터 당연히 성소수자 진료, 특히 트랜스젠더 호르몬치료를 할 것이라고 여겨지고 있었다. 건강한 퀴어를 주제로 한 상담과 강의를 통해, 성소수자를 위한 특별한 클리닉이라는 아주 구체적인 욕구와 만나게 되었던 것이다.

성소수자 커뮤니티에 바로 홍보하는 것이 부담스럽다면 기존에 성소수자 클리닉에서 일하고 있는 의료인들과 교류를 시작해보는 것도 좋다. 바로 한국성소수자의료연구회에서 함께 활동하는, 이 책을 같이 쓰고 있는 우리 말이다. 우리는 호르몬치료나 성소수자 맞춤 상담을 위해 멀리까지 의료기관을 찾아다니는 성소수자들을 믿을 수 있는 근처의 의료기관에 의뢰하고 싶은 마음이 굴뚝같다.

성소수자 진료를 위해서는 의료인들 이외에도 많은 네트워크가 필요하다. 폭력·차별을 신고할 수 있는 기관, 성소수자 인권단체, 당사자(가족)단체, 법적 자문을 위한 인권변호사 그룹, 성소수자 (청소년) 쉼터 등 다양한 기관들이 활동하고 있으니, 이런 단체·기관들과 교류를 시작하고 꼭 회원 활동과 후원 활동을 시작해보자. 돈이 가는 곳에 마음이 가게 마련이다.

퀴어문화축제[1] 퍼레이드에도 참여해보자. 그리고 광장 가득 차려진 부스에서 마음에 드는 무지개 굿즈를 꼭 구입하자. 살림의원은 요즘 건강상담 부스를 차리지 않고, 직원들끼리 삼삼오오 퍼레이드 행렬에 끼곤 하는데, 가끔 반가운 얼굴로 인사를 걸어오는 내원객들과 마주쳐가며 그날을 즐긴다. 그런데 퍼레이드를 다녀온 후면 직원들의 분위기가 약간 달라진다. 의료기관 내에서 왠지 모르게 약간 어색하고 위축된 듯 보였던 성소수자들이 6월의 더위 아래 퍼레이드 행렬 안에서 반짝반짝 빛나며 웃고 있는 것을 보았기 때문이다. 이것이야말로 진짜로 '만난' 것이다.

살림의원에는 매일 적게는 하루에 10여 명, 많게는 20명 이상의 성소수자가 방문한다. 직원 면접을 볼 때 성소수자에 대한 혐오가 있는 직원을 뽑지 않기 위해 이런저런 질문을 하다 보니, 면접을 통과한 직원들은 첫 출근날 바짝 긴장해서 오는 편이다. 성소수자들은 어떤 사람들일까, 머릿속으로 그려보기도 하고, 특이하지 않을까 추측하기도 하고, 실수하지 않도록 숨을 크게 들이마셔 보기도 한다.

하지만 딱 일주일만 일하고 보면 '게이는 어떻고 트랜스젠더는 저떻고' 하는 편견 따위는 사라지고 없다. 그렇게 정의하기 힘들 정도로 너무 많은 다양성과 개별성을 만났기 때문이다. 박제된 개념 속의, 오랜 상상 속의 성소수자가 아니라 진짜를 얼른 만나자. 그것도 많이 만나자.

3단계 : 언어를 익히자

언어를 익히자는 것은 조금 다른 두 측면으로 나눠서 생각할 수 있다. 첫 번째 측면은 '새로운 용어를 익히자'는 것이다. 성소수자 관련 용어를 처음 접한 이들은 복잡하기 그지없다고 느낀다. 사실 당사자, 관련 학자, 인권활동가가 아닌 다음에야 모든 관련 용어를 다 이해할 수는 없는데, 특히 전 세계적으로 계속하여 새로운 용어가 생겨나고 있다는 점에서 더욱 그렇다. 심하게 말하자면 매일 새로운 용어가 생겨나고 있다고 해도 과언이 아니다.

새로운 용어가 생겨나는 이유는 뭘까? 성소수자 당사자가 현재 만들어진 용어로는 스스로의 정체성을 명확하게 규정하기 힘들다고 느낄 때, 자신의 정체성을 정의할 용어를 새롭게 고안해내기 때문이다. 이 과정은 복잡하지만 중요한데, 이를테면 '나는 누구인가, 어떤 사람인가, 누구를/무엇을 좋아하는가, 나의 건강을 증진하기 위해서는 어떤 것들이 필요한가' 등 가장 기본적인 자기 정의이기 때문이다.

성소수자에 대한 부정적인 사회적 인식과 취약한 지지로 인하여 자신의 정체성을 받아들이고 긍정하기 힘들었던 성소수자 당사자의 역사에서, 자신의 정체성을 자신의 언어로 정확하게 정의하는 것이 얼마나 중요한 일인지는 설명하기조차 새삼스럽다. 그러다 보니 처음 이 세계에 발을 들이려는 사람들은 각종 용어에 둘러싸여 어리둥절할 수 있고, 용어를 잘 알아듣지 못해 자신감이 떨어질 수도 있다. 사실 의학 공부도 의학 용어(medical terminology)를 익히는 것부터 시작이니, LGBTQ 사전이 괜히 있는 게 아니다. 이 책의 1장을 열심히 보자.

혹시 환자가 사용하는 용어의 의미를 잘 모르겠다면, 그냥 솔직하게 물어보면 된다. 환자가 사용하는 성소수자 관련 용어를 이해하고 있으면 알고 있다고 표현하자. 간혹 동일한 용어라도 맥락에 따라 다른 의미로 쓰일 수 있어, 정확한 의사소통을 위해 어떤 의미로 사용한 것인지를 더 질문해야 할 수도 있지만.

어렵고 새로운 용어가 무조건 제일 좋은 것은 아니다. 용어는 적절한 의사소통을 위한 것이므로, 성소수자 내외부와 오해 없이 소통할 수 있는 용어들이 필요하다. 모든 관련 용어를 알고 있기란 쉽지 않으나, 기본적인 용어들이라면 이해하고 있는 것이 원활한 진료에 도움이 될 것이다.

두 번째 측면은 '원래 당연하게 쓰고 있던 언어를 의심하자'는 것이다. 우리가 의료기관에서 일하며 일상적으로 많이 쓰는 말들이 있다. "결혼하셨어요?", "어머님, 이제 검사실에 들어가세요" 같은 말들은 너무 많이 쓰는 표현이라 아무런 어색함 없어 보이지만, 사실 바이너리·시스젠더·이성애자를 가정하고 있는 말일 뿐이다.

'결혼을 했냐고? 아니, 나는 동성애자인데 한국에서는 동성 결혼이 아직 법적으로 허용되어 있지 않아 혼인신고는 못했어. 하지만 나와 내 파트너는 이미 15년째 함께 살아온 관계야. 그렇다면 나는 결혼을 했다고 답해야 해, 아니면 결혼하지 않았다고 답해야 해? 그나저나 결혼했냐고는 왜 묻는 거지? 결혼을 한 것과 오늘 나의 진료는 무슨 관계가 있는 걸까?'

'어머님이라고? 저 직원이 나를 부른 건가? 왜 나를 어머님이라고 부르지? 이 나이대의 여성들은 으레 결혼하고 으레 자식이 있으리라고 생각하는 건가? 나는 누군가의 어머니가 아니고, 그렇게 불리고 싶지도 않아.'

살림의원에도 이것과 관련해서 몇 가지 민원이 들어온 적이 있다. '어머님'이라는 호칭에 대해서 민원이 들어온 적이 있었고, 진료 접수를 위해 설치한 태블릿 PC에 주민등록번호를 입력하는 절차에 대해 민원이 들어온 적이 있었다. 트랜스여성인 민원인은 주민등록번호를 입력하는 과정이 힘들다고 했다. '아직 나는 우리 사회에서 남자로 받아들여지고 있구나' 하는 괴로운 심정이 주민등록번호를 적을 때마다 느껴져 힘들다는 민원에 우리는 전화번호를 입력하는 것으로 태블릿 PC를 통한 접수방식을 바꾸었고, '어머님, 아버님'이라는 호칭 대신 '○○○ 님'으로 통일하기로 직원들과 얘기를 나눴다.

영국의 국영의료시스템(NHS)에서는 2017년부터 진료를 받으러 오는 모든 환자에게 성적지향·성별정체성과 같은 섹슈얼리티(sexuality)를 반드시 질문하도록 권고했다. 성소수자로 여겨지는 특정 사람에게만이 아니라 내원하는 모든 환자에게 기본적인 건강정보로서 확인하라는 것으로, 이는 어떤 환자라도 바이너리·시스젠더·이성애자라고 당연한 듯이 가정하지 말라는 뜻이고, 우리가 일상적으로 사용하는 언어들에 대해서도 그 관점을 가지고 되돌아보라는 뜻이다.

4단계: 비밀을 유지하자

개인정보 보호와 비밀 유지의 의무는 사실 모든 의료기관의 기본이다. 우리가 진료실에서 환자가 들려주는 민감한 개인정보나 가족관계에 대해 가치판단을 하지 않고 받아들인 후 그 정보를 보호하는 것처럼, 성소수자의 진료에 있어서도 성적지향·성별정체성에 대해 가치판단하지 않고 환자의 중요한 건강 정보로 받아들여야 한다. 그리고 그 정보를 보호하고 비밀을 지켜야 한다.

아웃팅은 악의적인 경우도 있고 실수인 경우도 있는데, 대체로 의료기관에서의 아웃팅은 의도치 않은 실수로 인해 벌어지는 경우가 많다. 진료실 안에서 환자가 성소수자임을 의사에게 얘기한다면 그것은 커밍아웃이다. 환자는 의료기관에서 정체성을 밝힐 때 더 좋은 진료가 가능하다고 기대한다. 또한 그럼에도 성소수자 정체성은 비밀로 보장될 것이라는 기대를 당연히 가지고 있다.

이런 정보를 의료인이 무심코 다른 환자나 직원에게 얘기한다면 그것은 아웃팅이다. 물론 호르몬치료나 정체성에 대한 상담 등 진료에 필수적인 경우 의료인들 사이에 정보를 공유해야 하고, 이런 부분까지를 아웃팅으로 보지는 않는다. 그러나 같은 의료기관 내에서도 그 정보를 꼭 알지 않아도 되는 직원에게는 공개하지 않아야 한다. 그러니 정체성과 관련한 정보를 소통할 때는 각별히 주의하자. 엘리베이터나 화장실, 스테이션 근처에서 직원들끼리 정보를 주고받는 동안에도 아웃팅은 일어날 수 있다.

나는 진료실 안에서 "방금 나간 분도 트랜스남성이 맞나요?"라고 물어보는 환자를 만난 적이 있다. 그도 트랜스남성이었고, 동지를 만난 듯한 반가운 마음에 질문했다는 것이 느껴졌지만, 그에 답하는 것도 비밀 유지의 원칙에 어긋나는 일이다. 그러니 진료실에서 "오늘은 트랜스젠더분들이 많이 오시네요"라든가, "수요일은 성소수자 클리닉이예요", "방금 전 환자 분과 아는 사이세요?" 하는 말들은 조심하고 또 조심하자.

5단계 : 꼼꼼히 물어보자

문진은 포괄적인 정보를 수집하여 환자에 대한 이해를 확장하는 단계로, 모든 진료의 시작이다. 성소수자 진료에서의 문진도 기본적으로는 다른 환자를 진료할 때와 크게 다르지 않으며, 주된 호소에 관한 질문들을 중심으로 과거력, 가족력, 사회력 등을 질문한다. 환자는 자신의 성적지향·성별정체성과 관련한 문제로 진료를 받으려 할 수도 있고, 그와 관련되지 않은 증상으로 진료를 받으려 할 수도 있다. 물론 환자 본인은 아직 눈치채지 못하고 있는 섬세한 연결성을 찾아내는 것도 문진의 묘미이자 진료를 하는 의료인의 역량이기는 하지만, 모든 것을 다 정체성과 연결시키려고 할 필요는 없다.

예전에 한 일상툰에 레즈비언 작가가 불면증으로 정신건강의학과를 찾아가 상담을 받는 내용이 나온 적 있다.[2] 여자 친구를 사귄다는 커밍아웃에 지레 놀란 의사가 '동성애'에 대해서만 질문을 하느라 정작 불면증에 대해서는 제대로 상담하지 못했던 에피소드였다. 레즈비언 환자가 '불면', '불안', '우울감'을 호소할 때, 그것이 정체성과 관련이 되어 있을 수도 있지만 특별한 관련이 없을 수도 있다. 정체성을 중요한 정보로 받아들이되 사로잡히지는 않는 것이 필요한데, 그러기 위해서라도 체계적이고 꼼꼼한 문진이 중요해진다.

환자가 불편해하지 않을까 걱정하여 어떤 성별의 사람과 성관계를 갖는지(여성, 남성, 양성 등), 어떤 방식의 성관계를 갖는지(질, 음경, 항문, 구강, 손가락, 기구 등) 등을 차마 묻지 못하는 의료인도 있는데, 적절한 진단을 위해 질문한다는 점을 직접 표현하는 게 좋다. "좀 더 정확한 원인 파악을 위해 드리는 질문입니다. 혹시 불편하시면 대답하지 않으셔도 됩니다." 환자가 대답하지 않을 때는 어쩔 수 없이 광범위하게 검사를 하게 되는데, 이때에도 다시 설득해 볼 수 있다. "원인일 가능성이 높은 검사만 골라서 하면 비용 절감이 되니 여쭤보는 질문입니다." 무엇보다 중요한 건 정중한 자세와 어조이다.

가족에 대해 질문할 때도 가족의 질병력뿐 아니라 가족관계는 어떠한지, 가족들은 환자의 성별정체성에 대해 얼마나 알고 있는지, 이와 관련한 갈등은 없는지, 현재 누구와 함께 생활하는지(가족, 동성 파트너 등)를 묻는 것도 필요할 수 있다. 성적지향 및 성별정체성과 관련한 차별과 폭력의 문제는 가족관계에서도 발생할 수 있어서다.

성소수자의 건강 행태에 관한 연구들은 술, 담배, 비만, 운동 부족, 물질 중독 등의 건강 위해 요인이 일반 인구보다 성소수자에게서 더 높게 나타난다고 보고하고 있으므로, 이런 정보도 꼭 파악되어야 한다. 이외에도 경제적인 상태에 관한 질문도 필요할 수 있다. 특히 성소수자들의 경우 청소년기에 가족과 절연하여 경제적 지원을 받지 못하는 경우가 많으며, 트랜스젠더의 경우에는 이행 과정에 있는 외모로 인하여 마땅한 일자리를 찾기 힘든 경우도 많기 때문이다.

6단계 : 개인별 맞춤 치료를 하자

성소수자 진료도 당연히 가이드라인을 따라야 한다. 아직 국내 가이드라인이 정립되어 있지 않은 현실이니 외국의 가이드라인을 활용하여 국내 현실에 맞게 수정하는 것은 필요한 일이지만, 분명한 의학적 근거를 가지고 진료해야 한다는 점은 다른 진료와 마찬가지이다. 성소수자들은 찾아갈 수 있는 의료기관이 한정되어 있어 여러 의료기관을 잘 비교하여 선택하기 힘들기 때문에, 더더군다나 가이드라인을 익히는 것이 필요하다.

호르몬치료 중인 트랜스젠더 중 일부는 암시장이나 해외직구를 통해 호르몬 약제를 구입하여 자가 치료를 시도하거나 가이드라인을 잘 모르는 의료인에게 자신이 원하는 주기대로 주사제를 놓아

달라고 요구하는 경우가 있다. 하지만 분명한 의학적 근거로 진료해야 부작용과 위험한 합병증을 예방할 수 있으며, 충분한 정보를 얻어야 할 환자의 권리도 침해하지 않을 수 있다.

그러나 성소수자라고 하여 항상 가이드라인대로 동일하게만 진료하는 것은 아니다. 예를 들어 많은 트랜스젠더나 인터섹스는 정체화한 이후 전환(이행, transition)의 과정에 들어가는데, 이때 희망하는 의료적 조치의 정도는 개인마다 상당한 차이가 있다. 어떤 이들은 호르몬치료만을 원할 수도 있고, 어떤 이들은 수술이 필요할 수도 있다. 수술을 원하기는 하지만 비용이나 두려움의 문제로 수술을 포기하는 이들도 있으며, 아무런 의학적인 조치 없이도 사회적 성별만 바뀐다면 괜찮다는 이들도 있다. 어떤 이들은 자신의 외모로 인해 스트레스를 받을 수도 있고, 어떤 이들은 생리적 현상(월경, 발기 등)으로 인한 불편감이 더 클 수도 있다. 호르몬치료의 목표도 서로 다를 수 있고, 외과적 수술도 다르게 선택할 수 있다. 트랜스젠더가 아니더라도 생애주기와 성적 실천(sexual practice)의 양상에 따라 권장되는 검진과 예방접종에 차이가 있을 수 있다. 이 책의 10장을 꼼꼼히 살펴보자.

성소수자는 당연히 자녀를 원하지 않을 것이라 여겨 재생산에 있어서의 기본적인 정보를 제공하지 않는 경우도 있는데, 환자별로 생식·임신·출산에 대한 욕구는 다를 수 있으므로 재생산에 관련한 정보를 제공하고 계획도 개별적으로 세우는 것이 중요하다.

더 편하고 일반적인 방법이 있지 않을까 고민이 들겠지만, 정체성을 정의하는 용어가 많은 만큼이나 그것을 향해 가는 의학적인 지원 방식도 다양할 수 있다는 것을 기억하자. 개인별 맞춤 건강 관리(personalized care)가 더욱 필요하다.

7단계: 환경을 바꾸자

의료기관의 분위기는 의료인 몇 사람으로 인해서만 결정되지 않으므로, 관련된 모든 직원이 성소수자에 대한 인권의식과 문화적 역량을 갖추고 있어야 한다. 직원들은 환자의 주민등록번호와 표현되는 성별이 같지 않을 수 있음을 이해하고 있어야 하고, 대기실에서 환자를 호명할 때부터 외모가 이행되는 과정에 있는 환자들이 불편하지 않도록 미리 '불리고 싶은 이름'을 물어볼 수 있어야 한다. 트랜스젠더 환자의 진료 연속성을 유지하기 위해, 주민등록번호 정정 후에도 차트 번호는 유지하고 주민등록번호와 이름을 바꾸어 의무기록을 유지할 수 있는 시스템도 필요하다.[3]

환경미화도 한번 해보자. 2단계에서 퀴어문화축제에 참여하여 무지개 굿즈를 사라고 했던 이유가 여기에 있다. 무지개 굿즈는 대기실을 퀴어 프렌들리하게 바꾸는 데 큰 도움을 줄 것이다. 무지개 깃발이나 포스터가 너무 화려하다면 평등한 진료의 원칙을 게시해 놓는 것도 좋다. 진료실도 알록달록하게 꾸미거나 가운 위에 무지개 뱃지를 달아보자. 성소수자의 건강과 관련된 책자를 잘 보이게 진료실 책장에 꽂아두어 환자들에게 안심해도 좋다는 인상을 주는 것도 도움이 된다.

화장실 역시 외모에 구애받지 않고 이용할 수 있도록 하는 것이 필요한데, 성별 무관한 1인 화장실, 젠더중립 화장실, 모두를 위한 화장실, 남녀공용화장실, 가족화장실 등 다양한 화장실들이 국내 의료기관에서 시도되고 있다.

8단계: 진료에서 멈추지 말자

의료인들은 진료실을 바꾸고 나면 많은 것을 했다고 생각하는 경향이 있다. 하지만 개별 의료인과 의료기관들이 열심히 노력한다고 하더라도, 제도의 불평등은 성소수자의 인권과 건강권을 위협한다. 성소수자이기 때문에 자녀 입양이 거부되고, 트랜스젠더라는 이유로 인공생식에서의 정자은행 이용이 거부되는 일들이 있다. 입원 치료를 받을 때 법적인 지정성별에 따라 입원실이 배정되거나 1인실 사용을 요구받기도 한다. 법적인 가족이 아니라는 이유로 40년을 함께 살아온 사랑하는 파트너의 수술동의서에 서명할 수가 없고, 건강보험 부양자-피부양자 관계가 될 수가 없다. 꾸준히 간병해왔음에도 연명의료에 대한 입장을 대신 밝혀줄 수도 없다. 파트너의 장례식장에서 가족들에게 혐오 발언을 듣고 쫓겨난 이도 있고, 평생을 남자로 살아왔는데 치마 수의가 입혀지고 여성으로 장례가 치러진 이도 있다. 함께 살아온 사랑하는 파트너가 아닌 수십년 전에 절연한 가족이 권한을 행사하는 일은 비일비재하고, 재산의 상속이나 증여는 말할 것도 없다.

법·제도·정책의 문제는 의료인들이 개별적으로 대응할 수 있는 문제가 아니라고 생각할 수도 있겠지만, 성소수자들의 삶의 경험은 연속적이다. 의료기관을 찾고 이용하고 간병하고 사망하고 장례를 치르는 과정은 사실 연속되는 삶의 과정인 것이다. 그 과정에서 정체성이 부정당함으로써 존재가 부정당하는 경험을 하지 않도록 하는 것이 중요하다.

성적지향·성별정체성에 의한 차별을 금지하는 입법(차별금지법)에 의학적 근거를 마련하고, 성전환/성확정수술 및 호르몬치료에 건강보험을 적용하고, 민간의료보험이 환자를 차별하지 않도록 요구해야 한다. 성소수자들의 정신건강을 지지하고 괴롭힘과 폭력으로부터 보호하는 역할도, 전환치료와 같은 부당하고 비의학적인 치료에 대항하여 싸우는 일도 의료인들의 몫이다.

무엇보다 더 많은 연구가 필요하다. 국가 보건의료정책의 대상으로서 성소수자를 정확하게 인식하도록 해야 하기 때문이다. 사실 한국에서는 성소수자 인구 규모가 어느 정도인지도 제대로 조사된 적이 없다. 인구주택총조사에는 결혼 여부, 자녀 유무는 물론 1인 가구 사유, 심지어 반려동물까지도 조사 항목에 포함되어 있으나, 함께 거주하는 동성커플에 대한 조사는 포함되어 있지 않다. 국가 정책의 대상으로서 성소수자를 '가시화'하는 일에 성소수자 진강에 관심있는 많은 의료인의 참여가 필요하다. 우리는 진료실에서 멈추지 말고 더 나아가야 한다.

5장

성소수자를 위한 정신과 진료

장창현

장창현

한국사회적의료기관연합회 소속 의료기관인 느티나무의원, 살림의원, 원진녹색병원 세 곳을 순회 진료하는 정신건강의학과 의사. 의과대학에 적응이 힘들어 쉽지 않은 시간을 보내던 중에 사람의 마음을 돕는 '정신의학'에 매력을 느끼고, 정신과 의사로서 세상에 도움이 되고자 하는 꿈을 꾸게 되었다. 정신건강의학과 전문의가 된 이후 당사자 중심 관점에서 정신의학을 비판적으로 더욱 잘 활용하고자 하는 '비판정신의학'이라는 학문을 만나 2020년《비판정신의학》을 번역하기에 이른다. 좋은 정신과 진료의 확산과 정신질환 당사자의 삶의 질 향상을 평생의 소망이자 방향성으로 삼고 있다.

정신과 의사를 더욱 필요로 하는 이는 누구인가

"성소수자의 경우에 자살 생각뿐만 아니라 자살 시도도 10배가 높다고 해요. 대한민국에 어떤 인구 집단이 이렇게 정신건강 위기에 놓여 있을까요? 선생님께서 살림으로 오셔서 하실 일이 많다고 생각합니다."

2018년 초 당시 살림의료복지사회적협동조합의 어라 님이 내게 전화로 건넨 말이다. 그즈음 필자는 내가 필요로 하는 곳보다는 나를 필요로 하는 곳에서 일하길 바랐다. 정신의료의 미충족 수요(unmet needs)가 여러 지점에서 있지만 성소수자의 경우도 그중 하나다. 살림의료복지사회적협동조합 구성원들을 만나 이야기를 구체적으로 들어보니 할 일이 많겠다는 생각이 들었다. 무엇보다도 성소수자의 존재성 자체를 인정하는 정신의료가 필요했다.

문득 필자가 미국 샌프란시스코에서 겪은 일이 생각났다. 2013년 5월 18일부터 22일까지 샌프란시스코에서 미국정신의학회(Americal Psychiatric Association, 이하 APA) 연례회의가 개최되었다. 필자는 당시 정신건강의학과(이하 정신과) 3년차 전공의로서 참석했다. 2013년 APA 연례회의는 특별했다. 정신질환 진단의 백과사전이라 할 수 있는 '정신질환의 진단 및 통계 편람' 다섯 번째 개정판인 DSM-5가 공개되는 자리였기 때문이다. 13년 만에 선보이는 개정판에서 인상적이었던 것 중 하나는 DSM-IV의 '성주체성장애(Gender identity disorder, 성별정체성장애)'라는 진단명이 '성별불쾌감(Gender dysphoria)'으로 바뀌었다는 점이었다. DSM-IV의 성주체성장애는 지정성별(출생 시 성기의 모양으로 구분되는 성별)과 다른 성별정체성을 갖는 것 자체를 병적이라고 판단했다면, DSM-5의 성별불쾌감은 지정성별과 다른 성별정체성을 가짐으로 경험하는 불쾌감에 초점을 둔다. 치료도 그 불쾌감을 줄이는 방향이다.[1]

또한 학회장에서 인상적인 임상 사례에 대해 들을 기회도 있었다. 역동정신치료(dynamic psychotherapy)의 대가 글렌 개버드(Glen O. Gabbard)가 지도 감독한 사례 발표였다. 부친으로부터 심한 가정 폭력을 당하고 자신이 이 세상에 존재할 가치가 없다며 빈번하게 자해 및 자살 시도를 했던 아메리카 원주민 지정성별 남성의 사례였다. 치료자의 세심한 접근에도 불구하고 환자는 줄곧 폭력적 환경에 놓여 있었기에 정신적 고통은 쉽사리 사라지지 않았다. 원가족과 결별하고 자신의 존재성뿐만 아니라 성별정체성에 대한 고민을 계속하던 중에 당사자가 내원하지 않아 치료가 중단이 되었다. 1년 여가량 시간이 지난 후 환자는 호르몬치료와 성전환/성확정수술을 받아 여성의 외양을 갖고 치료자를 찾아왔다. 다행스럽게도 치료가 중단될 즈음에 보이던 심한 내적 갈등은 줄었고 치료자에게 그동안 자신을 도와준 데 대한 고마움을 표시했다고 한다. 이 과정에 살뜰한 정신치료도 있었지만, 결국 의학적인 성전환으로 환자의 내적갈등이 해소되었다는 사례는 필자에게 충격이었다. 그때는 완전히 이해되지 않았지만 성소수자의 존재를 인정하는 것 자체가 그의 마음을 돕는 데 도움이 될 수 있다는 힌트를 얻었다.

성소수자를 전환의 대상으로 삼은 부끄러운 역사

성소수자는 영어로 'gender and sexual minorities(GSM)'라고 한다. 여기서 젠더(gender)와 섹슈얼리티(sexuality)에 대한 이해가 필요하다. 젠더는 사회문화적으로 구성되는 성을 의미한다. 사회적 성이라고 일컬어지는 젠더는 자신이 여성인지 남성인지, 둘 다인지, 혹은 이 둘 중에는 자신의 젠더가 없다고 느끼는지 등을 의식적으로 구성하는 인지 과정이기도 하다. 즉 성별정체성(gender identity)은 자신이 스스로 느끼는 성별을 말한다. 한편 섹슈얼리티는 성적 끌림에 대한 것이다. 이는 성적 대상을 누구로 삼고 어떻게 좋아하며 얼만큼 좋아하는지, 즉 성적지향에 대한 질문에서 비롯된다.[2] 성소수자란 사회에서 다수를 차지하는 성적지향인 이성애가 아닌 성적지향을 가진 사람, 또는 사회에서 다수를 차지하는 성별정체성인 시스젠더[3]가 아닌 성별정체성을 가진 사람을 말한다.

성소수자는 성적지향 혹은 성별정체성 및 표현(sexual orientation or gender identity and expression, SOGIE)이 다양한 존재이다. 그래서 레즈비언, 게이, 양성애자, 트랜스젠더, 퀴어를 넘어 성소수자 전체를 품는 표현으로 LGBTQ+를 사용하기도 한다. 이 같은 다양한 성소수자가 공통으로 경험할 수 있는 심적 고난을 소수자 스트레스라고 한다. 우리 사회는 일반적으로 반대 성에 대한 연애의 감정을 나타내는 이성애, 출생 지정성별을 자신의 성별정체성으로 여기는 시스젠더를 정상으로 여긴다. 성적지향이나 성별정체성이 이와 다른 경우 사회로부터 편견과 차별을 받고 이로 인한 낙인으로 스트레스를 경험할 수 있다. 또한 타인으로부터의 배제와 혐오를 일상에서 직접적 혹은 간접적으로 경험한다. 뿐만 아니라 그러한 혐오를 내면화하여 스스로 자신의 정체성을 부정하거나 증오할 수도 있다.

따라서 성소수자를 포함한 사회적 소수자는 일반인이 경험하는 스트레스에 더해 소수자 스트레스까지 경험하기에, 사회에 적응하기 위해 다른 사람보다 더 큰 노력이 필요할 수 있다. 개인의 범위를 넘어서 사회적 환경, 제도, 구조로 인해 일상에서 반복적이고 지속적으로 스트레스를 경험할 확률이 높은 것이다. 내면화된 자기혐오 그리고 외부로부터의 혐오에 대한 두려움으로 자신의 성적지향 및 성별정체성을 숨기고자 하는 시도는 성소수자 삶의 질에 부정적 영향을 주는 요인이 된다.

레즈비언, 게이, 양성애자(이하 LGB)는 이성애자에 비해 기분장애, 불안장애, 물질사용장애의 1년 유병률이 1.5배, 평생 유병률은 2.5배가 높다고 알려져 있다.[4] 트랜스젠더의 경우는 기존 의학 연구에서 성별 구분에 제대로 포함되거나 반영되지 않아 정신질환 유병률이 제대로 측정되지 못했지만, 1000여 명의 미국 트랜스젠더 인구를 대상으로 한 유병률 연구에서는 우울장애와 불안장애의 유병률이 각각 44.1%와 33.2%로 확인되었다.[5] 한국의 레인보우 커넥션 프로젝트 연구에서도 한국 성소수자 정신건강 실태를 살펴볼 수 있다.[6,7] 일반인에 비해 LGB 인구의 우울 증상은 4.76배, 트랜스젠더 인구의 우울 증상은 6~10배 높았다. 자살 생각은 LGB 인구에서 7.51배, 트랜스젠더 인구에서 7~19배 높았다. 자살 시도는 LGB 인구가 9.25배 높았고, 트랜스젠더 인구는 10배 이상 높았다. 전체는 아니지만 상당수 성소수자의 정신건강은 위태롭다.

2018년 발표된 세계보건기구의 국제질병분류 제11판(ICD-11)에서는 성소수자의 취약하기 쉬운 정신건강을 고려하여 내용을 개정했다. 이전 판인 ICD-10의 정신 및 행태장애 분류에 있던 성전환증(transsexualism) 진단명을 삭제하고, 성적 건강 관련 상태 분류의 성별불일치(gender incongruence)로 대체한 것이다. 이러한 변화는 성별불일치를 정신질환으로 보고 이를 수정하는 방향으로 접근하기 어렵다는 근거가 점점 쌓여가고 있기 때문이다.[8] 더불어 성소수자와 정신질환의 이중 낙인이 작용하지 않도록 하고 성소수자의 건강접근성을 높이기 위한 전략이기도 하다.

안타깝게도 성소수자에 대한 차별, 배제, 낙인의 시선은 사회에만 존재한 것이 아니라 정신과 진료실 현장에서도 있었다. 세계 유수의 권위 있는 의학 저널 중 하나인 《랜싯(Lancet)》에서는 2022년 4월 사설을 통해 동성에게 이끌림을 느끼거나 남성, 여성의 기준에 맞지 않는 개인을 병리화하고 치료 대상으로 삼았던 '추악한' 역사를 회고했다.[9] 20세기 초반 정신분석 이론은 동성애를 가족역동과 연관하여 정신성발달의 단절로 설명하고 치료 대상으로 여겼다. 20세기 중반에 나온 행동주의 이론은 전기충격과 같은 혐오자극을 통해 성소수자의 성적지향성과 성별정체성을 '전환'하고자 했다. 인지치료자들은 성소수자들의 생각 패턴을 바꾸면 이들이 치유될 수 있다고 믿었다.

동성애와 관련한 정신질환명은 1980년대 말, 1990년대 초에 사라졌다. 일반적이지 않은 성별정체성에 관련한 진단명도 성별주체성장애에서 성별불쾌감 혹은 성별불일치로 바뀌며 당사자의 성별표현을 존중하며 치료하도록 권장한다. 성소수자의 성적지향성과 성별정체성을 헤테로섹슈얼, 시스젠더로 바꾸고자 하는 '전환치료'는 다수의 의학논문을 통해 증명되었듯이 비과학적인 접근이다. 전환치료 시도는 성소수자 당사자의 우울증 유병률을 높이고, 물질 남용뿐만 아니라 자살, 자살 시도의 위험성을 높인다.

당사자들의 삶에 도움이 되지 않고 해가 된다면 '치료'라는 수

식을 붙이는 것이 과연 합당할까? 오랜 의학 윤리의 기본 덕목 중 하나는 "해를 끼치지 말라(Do not harm)"이다. 전환 시도가 당사자에게 트라우마와 폭력으로 경험된다면 그것은 치료라 할 수 없다. 2018년 APA에서는 전환치료에 대한 입장을 밝혔다. 주요 내용은 다음과 같다.

> APA는 윤리적인 정신과 의사라면 개인의 성적지향을 바꾸려는 시도를 자제하라는 학회의 권고안을 다시금 밝힌다. APA는 윤리적인 정신과 의사라면 다양한 성별표현을 가진 사람들의 정체성을 존중할 것을 권장한다. APA는 개인의 성적지향과 성별정체성을 인정하는 이해 기반 정신치료를 장려한다. APA는 다양한 성적지향과 성별정체성이 정신적으로 문제가 있다는 선험적 가정에 기초한 전환요법의 실행을 금지하는 입법을 장려한다.[10]

세계정신의학회(World Psychiatric Association), 미국소아과학회(American Academy of Pediatrics), 미국의사회(American College of Physicians), 미국의학회(American Medical Association) 등에서도 전환치료의 과학적 근거가 희박하며 이를 반대한다는 성명을 발표했다.[11]

성소수자 이해 기반 정신치료: 그대로 인정하기

성소수자 당사자들은 자신의 정신의학적 상태를 제대로 진단해줄 정신과 진료를 필요로 한다. 트랜스젠더는 호르몬치료나 성전환/성확정수술을 받으려면 한국 진료 현장에서 통용되는 질병 분류 기준인 ICD-10을 기준으로 성주체성장애 진단을 받아야 한다. 하지만 적지 않은 당사자들은 "제대로 진단해주는 정신과를 찾을 수 없어서" 진단을 받지 않았다고 한다.[12] 2015년 발표된 성적지향·성별정체성에 따른 차별 실태조사에서는 트랜스젠더 78명 중 28명(35.9%)이 최근 5년간의 의료기관 이용 당시 부적절한 질문이나 비난을 받았다고 한다.[13]

진료실에서의 차별 경험은 진료 회피로 이어질 수 있다. 또 이러한 부정적 경험은 온라인 커뮤니티를 통해 간접적으로 다른 성소수자에게 전달되어 진료 회피가 확대 재생산될 수 있다. 앞서 살폈듯이 성소수자 집단은 정신건강 고위험군이다. 안 그래도 마음의 어려움을 겪기 쉬운 이들에게 정신의료 자체가 또 다른 장벽으로 작용해서는 안 된다. 성소수자가 경험하는 소수자 스트레스를 고려하고, 이들의 회복탄력성을 높이며, 트랜스젠더 인구에게는 의료적 트랜지션의 통로로 기능할 성소수자 이해 기반 정신치료(LGBTQ affirmative psychotherapy)가 정신과 진료 현장에 확산되어야 한다.

다른 의료인의 시행착오를 줄이기 위해 필자의 부끄러운 경험을 고백하려 한다. 필자가 일하는 살림의원은 여성주의가 기반이

되고, 트랜스젠더 당사자에게 호르몬치료를 제공한다. 살림의원에 근무한 지 얼마 되지 않았을 때의 일이다. 진료 프로그램에서 환자 정보는 30대 여성이었으나 그의 외모는 전형적인 여성과는 거리가 있어 보였다. 환자는 정신과 진료가 처음이었다. 진료실을 찾은 이유에 대해서 주저하며 편하게 이야기하지 못하는 상황에서, 필자는 섣불리 예측한 환자의 성적지향이나 성별정체성을 캐묻듯이 질문했다. 안 그래도 긴장하며 자신의 마음에 대해 편하게 설명하지 못하던 환자의 얼굴에는 당황한 기색이 역력했다. 그날의 면담은 순조롭지 못했다. 그리고 이후 그를 다시 진료실에서 볼 수 없었다. 이 진료 이후 필자는 아무리 환자의 외모나 목소리 혹은 태도가 성소수자인 듯 보여도 이에 대해 캐묻듯이 질문하지는 않는다. 대신 당사자가 겪고 있는 마음의 어려움이 무엇이고 진료실에서 어떠한 도움을 받고자 하는지를 물어보려 한다.

그렇다. 어떤 도움이 필요한지 스스로 표현하는 그들의 언어에 귀를 기울이는 것이 중요하다. 성소수자 이해 기반 정신치료는 어떤 특정한 이론적 지향성을 가진 치료기법이라기보다는 성소수자를 있는 그대로 인정하는 태도, 지식, 기술에 기반한 치료를 말한다. 이는 치료자가 이미 지닌 치료적 방향성에 더해지는 것이다. 성소수자 이해 기반 정신치료에서는 성적지향의 다름이나 성별정체성의 차이를 인간 성의 정상 변이로 보고 그 자체를 인정한다.

이해를 돕기 위해 성소수자를 인정하지 않는 태도를 살펴보자. 환자 혹은 내담자를 이성애자 혹은 시스젠더로 가정하는 경우, 친자가 성소수자임을 알게 되었을 때 이를 고쳐야 한다고 생각하는 경우, 환자의 어려움과 성소수자성이 무관함에도 불구하고 이를 치료에 중심에 놓으려는 경우, 반대로 성소수자와 관련된 이슈에 대한 고민을 축소하거나 이에 대한 대화를 회피하는 경우 등을 예로 들 수 있겠다. 페핑 등의 연구에 의하면 성소수자를 있는 그대로 인정하는 성소수자 이해 기반 정신치료는 배울 수 있다.[14] 임상 경력, 치료자의 종교, 치료자의 심리 유연성에 관계없이 적절한 교육을 통해 성소수자를 대하는 데 필요한 지식과 태도, 기술은 향상될 수 있다는 것이다.

트랜스젠더 상담 시 고려해야 할 점

트랜스젠더가 정신과 진료실을 내원할 때는 크게 두 가지 상황이 있을 수 있다. 첫 번째는 성별불쾌감을 지닌 트랜스젠더가 자신의 의학적 및 법적 트랜지션 과정에 필요한 적절한 진단 및 정신건강 관리를 받기 위함이다. 두 번째는 성소수자의 정체성과 경험에 대한 적절한 지식을 가진 정신과 의사에게 자신의 정신적 어려움에 대한 도움을 받기 위해서다.

전자의 상황을 먼저 살펴보자. 무엇보다 성별불쾌감을 평가하는 것이 우선이다. 트랜스젠더 당사자에게 성별불쾌감이 있는 경우 태어나면서 지정된 성별과 그들이 경험하고 표현하는 성별 사이에

뚜렷한 불일치가 보인다. 이와 관련하여 자신의 일차 또는 이차 성징을 제거하고자 하는 강한 갈망이 있을 수 있고, 이성의 일차·이차 성징에 대한 강한 바람이 있을 수도 있다. 이성 혹은 다른 대체 성별이 되고자 하는 마음, 그러한 존재로 대우받고 싶은 마음도 있을 수 있다. 이러한 성별불쾌감이 어려서부터 지금까지 어떻게 진행되었는지 과정을 살펴보는 것이 의미가 있다. 성별비순응(gender nonconformity)에 대한 사회적 낙인이 당사자의 마음에 어떠한 영향을 주었는지, 가족과 친구를 비롯한 주변인들로부터 얼마나 지지를 받는지도 의미 있는 정보가 된다.[15]

다음으로 성별정체성과 성별표현은 다양할 수 있으며, 성별불쾌감을 줄이기 위한 선택지도 다양할 수 있음을 내담자에게 알려줘야 한다. 자신에게 편안한 성역할과 성별표현을 찾고, 필요시에 호르몬치료나 성전환/성확정수술과 같은 의학적 트랜지션에 대해 충분한 정보에 근거하여 의사 결정을 내릴 수 있도록 돕거나, 이에 대한 전문성을 가진 진료 기관에 의뢰한다. 3~6개월가량의 기간 동안 성별정체성의 역사와 현재 갖는 느낌에 대한 소통을 충분히 나눈다. 변화될 성역할에 대해 탐색하고 그에 따른 영향을 예측하며 원하는 성역할 변화의 속도에 대해 함께 고민할 수 있다. 가족과 친지에게 커밍아웃을 하고자 하는 내담자를 지지하고 함께 방법을 모색할 수도 있다. 동시에 종합심리검사를 시행하여 성별불쾌감 진단의 근거로 활용하고 동반되는 정신병리가 없는지 살핀다. 3~6개월 이후 시점에 진단서를 작성하여 의학적 트랜지션을 위한 의뢰를 한다. 의뢰를 받는다면 내담자의 성별불쾌감과 성별정체성에 대한 기술이 들어간 진단서와 종합심리검사결과를 제공한다. 이 과정에서 가족, 동료의 지지를 받을 수 있도록 소통을 독려하거나 상담기관에 의뢰할 수 있다. 또한 의학적인 소견을 문서로 정리하여 당사자의 법적 트랜지션을 도울 수도 있다.

성별불쾌감을 지닌 내담자에게 다른 정신건강에 대한 어려움이 있을 가능성도 있다. 다른 정신질환이 있으면 성별불쾌감이 진단될 수 없다는 것은 큰 오해다. 이는 오랜 시간 동안 경험한 성별위화감이나 소수자 스트레스와 관계가 있을 수도 없을 수도 있다. 우울증, 불안장애, 자해, 물질남용, 성격장애, 정신병적 장애 등 다양한 정신건강의 어려움이 동반될 수 있다. 몇몇 연구에 의하면 자폐스펙트럼 장애의 발생 빈도도 높을 수 있다고 한다.[16] 그렇기에 전반적인 정신상태에 대한 평가와 종합심리검사를 시행하는 것은 의미가 있다. 이러한 정신건강의 문제를 살폈다면 이를 전반적인 치료 계획에 통합해야 한다. 정신건강의 어려움이 내담자를 고통스럽게 하고 삶의 질을 저하할 수 있다. 더불어 정신적 고통을 치료하지 않았을 때 자신의 성별정체성을 탐색하고 성별불쾌감을 해소하는 과정이 복잡하고 어려워질 가능성이 크다. 하지만 정신건강 전반을 살피는 접근을 하면 성별불쾌감을 해소해나가는 과정이 순조로워질 수 있다.

따라서 정신치료, 약물치료를 활용하여 동반되는 정신질환을 함께 치료하고 증상을 완화시킬 수 있다. 오해하지 말아야 할 점은,

동반되는 정신건강의 어려움이 있다는 것만으로 성역할의 변화를 제한하거나 의료적 트랜지션의 진행을 막지 말아야 한다는 점이다. 여타 마음의 어려움은 성별불쾌감을 다루어가는 과정 안에서 함께 관리할 수 있다. 이 모든 과정은 충분한 설명과 이해를 바탕으로 하여 당사자의 동의하에 진행이 되어야 한다.

결국 목표는 성소수자의 마음을 효과적으로 돕는 것

트랜스젠더를 포함한 성소수자들의 마음을 이해할 때 이들의 소수자 스트레스와 취약한 정신건강에만 주목하지 않았으면 한다. 상당수의 성소수자들은 고난 속에서 어려움을 헤쳐나갈 내면의 힘인 회복탄력성(resilience)를 가진다. 특히 가족의 수용과 지지가 있는 경우, 성소수자 커뮤니티와 연결되어 이들의 지지를 받는 경우, 성소수자 정체성을 긍정하는 마음을 가진 경우 등은 소수자 스트레스를 견디는 데 도움이 된다.[17]

성소수자 내면의 힘을 살피고 그들 마음의 어려움을 도울 수 있는 마음챙김-수용 기반 접근(minfulness-and acceptance-based approaches)에 대해 살펴보자. 행동주의 이론은 치료다운 치료라고 하기 힘든, 혐오요법과 같은 전환치료의 시도에 악용된 부끄러운 역사를 가졌다. 하지만 행동주의 이론은 거기서 끝나지 않았다. 3동향 행동치료라고 불리는 마음챙김-수용 기반 접근은 성소수자의 마음을 돕는 데 새로운 전기를 마련하고 있다. 마음챙김-수용 기반 접근은 심리 접근에 있어서 많은 주목을 받았던 인지행동치료(cognitive behavioral therapy)와는 결이 다르다. 인지행동치료는 역기능적인 사고를 살피고 대안적 사고를 찾아내며 고통을 잊는 데 도움이 될 활동에 참여하는 등의 방법으로 증상을 줄이는 데 초점을 둔다. 반면 마음챙김-수용 기반 접근은 내면 경험을 바꾸고자 하는 시도를 오히려 줄이고, 고난을 경험했음에도 개인의 가치와 일치하는 행동에 대한 참여를 촉진하고자 한다. 이러한 관점을 가진 대표적인 치료 기법은 수용전념치료(acceptance and commitment therapy, ACT)인데, 이를 '액트'라고도 한다.

'마음챙김'은 판단하지 않고 현재 순간의 마음, 느낌, 감각을 함께 살피고 알아차리는 연습을 하는 것이다. 특정 경험에만 매몰되는 것이 아니라 다가감과 물러남의 내면·외면 경험으로 주의, 집중을 옮겨가고 모든 경험을 기꺼이 수용하는 태도를 포함한다. 마음챙김 기법은 내담자가 자신의 생각, 감정, 행동을 알아채고 그것들에 효과적으로 반응할 수 있도록 한다. '수용 기반 접근'은 생각과 느낌을 바꾸지 않고 기꺼이 경험하는 것이 중요하다고 말한다. 이런 전략을 통해 고통스러운 생각이나 감정을 회피하고 억압하거나 오히려 과도하게 경험하려는 경향을 줄이고자 하는 것이다. 더불어 내담자의 핵심 가치를 살피고, 고난이 있지만 그 핵심 가치와 일치하는 행동을 증가시키고자 한다.

마음챙김-수용 기반 접근은 성소수자 내담자에게 특히 도움이 될 수 있다. 트랜스젠더 당사자의 경우 트랜지션이 되었다고 해서 삶의 모든 문제가 해결된 것은 아니다. 트랜지션 이후의 삶도 있는 것이다. 성소수자에 대한 차별, 배제, 낙인은 개인의 통제 범위 밖에 있으며, 가까운 미래에 사라지기 쉽지 않다. 차별금지법이 제정되지 않는 구조적 스트레스 요인도 있을 수 있고, 가족 및 동료에게 수용되지 못하는 개인적 스트레스 요인도 있을 수 있다. 비록 내가 이해받는 커뮤니티가 있더라도 스트레스를 완전히 피할 방법은 없다. 이러한 스트레스를 맞닥뜨리면서 개인의 안녕감을 유지하려면 어느 정도의 '수용'이 필요하다. 물론 거절과 차별 경험을 피하고 싶을 수 있다. 안전을 위해서도 어느 정도의 회피는 필요하다. 하지만 두려움으로 인해서 성소수자의 행동이 좌우되거나 삶의 목표를 이루는 데 방해받지 않도록 돕는 것이 중요하다.

성소수자는 차별과 배제 경험으로 인해 자신과 타인, 세상에 대한 부정적인 생각이 떠오르기 쉽다. 노골적인 차별만이 아니라 미묘한 혹은 비의도적인 차별 행위에도 쉽게 노출된다. 자신이 뭔가 잘못되었다는 생각으로 인해 불편한 마음이 내면에 생겨날 수도 있다. 성소수자 내담자 스스로 이러한 부정적인 생각과 감정을 제거하려는 시도를 하기도 한다. 하지만 생각은 역설적으로 억누를수록 더 많이 떠오른다. 생각에 맞서 싸우거나 바꾸려는 시도보다 판단하지 않는 태도로 내면 경험을 인정해주는 것이 고통을 줄이는 데 더욱 효과적일 수 있다. 수용 기반 접근은 내담자에게 내적 불편감이 있더라도 이를 기꺼이 경험하고 감내하도록 촉진할 수 있다. 이 경우 마음을 더 잘 도울 수 있는 효용성에 초점을 두어야 한다.

무엇보다 성소수자 내담자의 정신과 진료를 담당하고자 할 때 가장 중요한 것은 열린 마음일 것이다. 이 글을 통해 이야기하고자 한 바는 성소수자 이해 기반 정신치료의 시작에는 많은 준비가 필요하지 않다는 점이다. 성소수자를 존중하는 마음으로 당사자가 원하는 성별을 인정하기, 당사자가 원하는 호칭으로 부르기, 성소수자 정신건강 지식에 대해 조금씩 공부하기, 잘 모르는 부분이 있으면 당사자에게 물어보기 등 작은 것에서 출발할 수 있다. 초심으로 돌아가면 좋겠다. 결국 마지막에 남는 질문 하나는 이것이다. "어떻게 하면 진료실에 찾아온 이들의 마음을 더 잘 도울 수 있을까?"[18]

6장

트랜스젠더를 위한 호르몬치료

이은실

이은실

순천향대학교 서울병원 산부인과 교수이자 젠더클리닉 주치의. 1999년 중앙대학교 의과대학 졸업 후 중앙대학교병원에서 산부인과 전공의 과정을 수련했다. 삼성서울병원, 중앙대학교병원, 인천성모병원을 거쳐 2011년 9월부터 순천향대학교 부속 서울병원에 근무 중이며 교수로 재직하고 있다. 2013년부터 젠더클리닉 운영을 시작하며 트랜스젠더 호르몬치료에 대한 지식을 연마했고, 2019년 순천향대학교 의과대학에서 〈젠더 및 트랜스젠더의 이해〉 강의를 시작한 이후 매년 1시간씩 강의해왔다. 최근에는 '성소수자의 이해'라는 주제로 범위를 넓혀 여러 학회에서 젠더 및 트랜스젠더의 이해, 트랜스젠더의 호르몬치료, 트랜스젠더의 의료 인권 등에 관한 강의를 하고 있다.

트랜스젠더 호르몬치료를 시작하기 전에

트랜스젠더를 위한 호르몬치료의 주요 목적은 신체에서 분비되는 성호르몬을 억제하여 이차성징을 억제하고, 자신의 성별정체성에 부합하는 호르몬을 투약함으로써 그에 부합되는 남성 혹은 여성의 신체 특징을 유도하기 위함이다. 어떤 사람은 최대한의 변화를 원하기도 하지만 최소한의 호르몬요법으로 양성(androgynous)의 특징을 원하는 사람도 있다. 트랜스젠더 및 논바이너리에게 지정성별과 다른 성의 성호르몬치료를 시행하는 것을 의학적으로 교차-성호르몬치료(cross sex hormone therapy, cross gender hormone therapy)라고 한다. 교차-성호르몬치료는 신체 변화를 유도하는 것 외에 자신의 성별정체성을 긍정(확정)하는 역할도 하여 궁극적으로는 트랜스젠더의 정신건강 및 삶의 질을 향상시킨다고 많은 문헌에서 보고되었다.

호르몬치료의 목표는 의사가 아닌 당사자가 정하는 것으로 어느 정도의 속도로 변하기를 원하는지, 어떤 변화를 원하는지 상담한 후 주치의와 호르몬치료 약제 선택을 논의해야 한다. 어떤 경우는 가급적 단시간에 큰 효과를 원하기도 하지만 어떤 경우에는 타인이 눈치채지 못할 정도의 미미한 변화만을 원하기도 하기 때문에 치료의 목적과 방향은 당사자의 의견에 따라 진행되어야 한다.

트랜스젠더에게 필요한 호르몬치료는 사람의 생식기관에서 분비되는 성호르몬을 외부에서 투약하는 것이다. 종종 인터넷에서 약을 구입하여 약의 사용량이나 부작용에 대한 지식 없이 복용하는 경우를 볼 수 있는데, 반드시 성호르몬에 대한 지식과 경험이 있는 의사를 통해 처방받아야 한다. 약을 복용하면서 나타나는 부작용에 대하여 주치의로부터 미리 설명을 듣고 이해한다면 예상하지 못했던 부작용이 나타나도 좀 더 차분하게 대처할 수 있다(물론 대부분의 호르몬치료는 매우 안전하게 진행된다). 아주 드물지만 혈전증과 같은 위험한 부작용이 있을 수 있으므로 더욱 유념해야 한다. 실제로 호르몬을 복용하던 중 약간의 흉통과 호흡곤란을 호소했던 경우 혈전클리닉에 의뢰하여 혈전 여부를 확인하고 최종적으로 혈전은 아니라고 판명된 경우도 있었다.

진료실에서는 호르몬치료를 처방하는 동안 혈중 호르몬농도를 모니터링하면서 용량을 조절한다. 그런데 온라인에서 약을 구입하고 다른 사람이 알려준 대로 투약하여 과한 용량을 투여한 경우를 종종 확인했다. 개인별로 체격, 간에서의 대사활동 등이 다르기 때문에 약의 용량은 혈중 호르몬농도 모니터링을 통해 개별화되어야 한다.

주치의는 호르몬치료를 시작하기 전에 성별불쾌감/성별불일치 진단에 부합하는지 여부, 교차-성호르몬치료로 인해 악화될 수 있는 내과 질환 여부를 확인한다. 우울, 불안감 등 동반된 정신건강 문제가 있더라도 호르몬치료를 제한해서는 안 되며, 이러한 문제는 성별불쾌감을 치료하기 전 혹은 치료하는 동시에 관리하도록 한다. 호르몬치료의 기준을 충족하지 못하더라도 이미 내담자가 원하는 성별을 확립했고 호르몬 투여를 해왔다면 호르몬을 처방할 수도 있는데, 이는 음성적인 방식으로 호르몬을 사용하는 사람에게 검증된 방식의 호르몬치료와 모니터링을 제공하기 위함이다. 내담자가 이미 온라인 구입 등 다른 경로로 호르몬을 투약 중이라면 투약 중인 호르몬의 안전성 및 다른 약제와의 상호작용을 확인해야 한다.

생식기(고환 혹은 난소) 절제술을 시행받지 않고 약 2년 이상 호르몬치료를 통해 최대한의 효과에 도달했다고 추정한다면 환자의 건강상태, 노화, 생활습관 변화 등을 고려하여 유지용량을 투약하도록 한다. 이때 약 6개월마다 신체검진과 혈액검사를 통해 환자의 건강상태를 확인해야 하며, 만일 환자가 장기간 호르몬치료를 받아왔다면 환자의 의학적 상태에 따라 신체검진 횟수를 줄일 수 있다. 호르몬의 용량과 형태는 정기적으로 환자와 논의해야 하며 장기간 사용 시 발생할 수 있는 위험성에 대하여 늘 상의해야 한다.

예를 들어 연령이 증가할수록 에스트로겐 사용으로 인한 혈전 위험이 증가하고, 연령 증가 및 흡연에 따른 심혈관질환의 위험도 등을 고려하여 호르몬의 용량과 투약 형태를 바꿀 수 있다.

고환 혹은 난소 절제술을 시행받았더라도 에스트로겐(여성호르몬) 혹은 테스토스테론(남성호르몬) 치료는 금기증(의료 행위가 환자에게 해로울 수 있는 상황)이 아닌 한 일생 동안 지속되며 수술 후 용량을 줄이기도 한다. 트랜스여성에 투약되던 항남성호르몬제는 고환 절제술을 시행한 이후에는 중지한다. 특별히 건강상의 문제가 없다면 정기 혈액검사는 매년 시행하도록 한다.

트랜스젠더 남성의 호르몬치료

호르몬치료 과정

트랜스젠더 남성 혹은 남성 범주 논바이너리의 호르몬치료는 남성호르몬제인 테스토스테론을 투약한다. 트랜스젠더 남성의 테스토스테론 투약 방법은 시스젠더 남성 생식샘기능저하증 환자의 치료 기준과 동일하다. 반복 투약 시 여성의 이차성징이 어느 정도 억제되고 남성적인 이차성징을 유도하게 된다. 논바이너리의 경우 저용량으로 내담자가 원하는 정도의 변화를 유도한 후 더 용량을 높이지 않고 유지하기도 한다.

트랜스젠더 남성의 남성호르몬 혈중농도는 시스젠더 남성의 생리적 호르몬농도인 320~1000ng/dL(각 기관에 따라 정상 기준치는 다를 수 있음)를 유지하도록 한다. 생리적 혈중농도보다 높은 농도의 테스토스테론이 지속적으로 유지된다면 부작용이 증가될 우려가 있으므로 주의해야 한다. 치료 후 효과는 혈중 테스토스테론의 농도가 증가되는 것에 비례하여 나타난다.

국내에서 사용 가능한 테스토스테론 제제는 테스토스테론 에난테이트(Testosterone enanthate) 주사제, 테스토스테론 운데카노에이트(Testosterone undecanoate) 주사제, 테스토스테론 젤이 있으며 최근에 비강에 뿌리는 젤이 유통되어 이용이 가능하다. 테스토스테론 운데카노에이트(상품명 네비도)는 한 바이알에 4mL, 1000mg의 테스토스테론이 함유되었다. 투약 방법은 초기 목표를 무엇으로 정하는가에 따라 달라질 수 있지만 일반적으로 1회 주사 후 6주 뒤에 2회차 주사를 투약하고, 12주 뒤에 3회차 주사를 투약한다. 초기 3회 투약 12주 후 4회차 주사를 투약하기 직전에 혈중 테스토스테론 농도를 측정하여 다음 투약 주기를 10~20주 간격으로 조절할 수 있다. 즉 4회차 주사 투약 직전의 농도가 높으면 투약 주기를 점진적으로 늘리고, 농도가 낮으면 투약 주기를 줄이는 방식을 택한다.

테스토스테론 에난테이트(상품명 예나스테론)는 한 앰플 1mL에 250mg의 테스토스테론이 함유되었으며 2주마다 100~200mg을 투약하거나, 2~4주마다 250mg을 투약한다. 가장 많이 선호되는 방법은 3주마다 250mg을 투약하는 방법이며 난소절제술 후 투약 주기를 4주 간격으로 늘리기도 하지만 이 경우에도 투약 직전의 호르몬농도를 측정하여 생리적 호르몬농도가 유지되는지 확인하고 주기를 조절하는 것이 바람직하다. 예나스테론 투약 초기와 다음 투약 직전의 감정 기복이나 신체 변화를 심하게 느끼는 경우 투약 용량을 줄여 50~100mg으로 매주 투약하기도 하며, 이때에는 근육주사가 아닌 피하주사 방법을 선택하기도 한다.

2% 농도의 테스토스테론 젤(상품명 토스트렉스겔)은 1회 펌프 용량에 10mg의 테스토스테론이 함유되어 있으며 하루 3~8펌프(30~80mg 테스토스테론) 용량으로 매일 피부에 바른다. 유지용량은 혈중 호르몬농도에 따라 개인별로 달라진다. 테스토스테론 비강 젤(상품명 나테스토나잘겔)은 1회 분무 시 5.5mg의 테스토스테론이 함유되어 양쪽 비강에 한 번씩 분무하는 경우 11mg의 테스토스테론이 투약되며, 양쪽 비강에 한 번씩 투약하는 것을 1회 투여로 계산한다. 매일 2~3펌프(22~33mg 테스토스테론)를 분무한다. 비강 젤은 출시 초기에 1회 분무량이 일정하지 않다는 이유로 시장에서 회수되었다가 이후 재출시되었다. 임상에서 사용해보면 이러한 부작용을 여전히 호소하기도 하고, 간혹 비강 젤이 모두 흡수되지 못하고 비강 내에 남아 있는 경우도 있다. 특정 경로의 호르몬요법이 다른 경로의 호르몬요법보다 더 효과적이라는 근거는 없다.

트랜스젠더 남성 혹은 남성 범주 논바이너리에게 월경을 중단시키고, 피임을 시키려고 프로게스테론(황체호르몬)을 사용하기도 한다. 과거에는 데포 프로게스테론 주사제를 테스토스테론 치료 전 혹은 테스토스테론 치료와 함께 투약하기도 했으나 현재 데포 프로게스테론은 국내에서 사용할 수 없게 되었다. 시스젠더 여성의 월경질환 치료 혹은 피임 목적을 위해 사용하는 프로게스테론 분비 자궁내장치를 동일한 목적으로 사용할 수 있다. 특히 남성적인 신체 특징보다는 월경의 중단만을 원하는 경우 자궁내장치 삽입만으로도 원하는 목적을 달성할 수 있고 이차적으로 피임의 효과까지 얻을 수 있다. 자궁내장치는 한번 삽입하여 5년에서 길게는 7년까지 사용 가능하다.

남성호르몬치료의 효과

남성호르몬치료의 효과는 사용된 약의 종류, 용량, 개인에 따라 달라진다. 일반적으로 초기 1~3개월 내에 먼저 피부의 유분이 증가하고, 근육이 증가하고, 상체의 힘이 증가하며, 피하지방이 골반에서 복부로 이동하여 남성형 신체 모양으로 변한다. 피하지방은 전반적으로 감소하지만 복부지방이 증가하고, 근육이 약 4kg 증가함에 따라 체중은 이보다 더 증가하지만 식이요법으로 조절할 수 있다. 초기 3~6개월이 경과되면 목소리가 갈라지고 깊어지며, 목소리가 완전히 낮아지기까지는 1년 혹은 그 이상 소요되기도 한다. 여드름은 약 40% 증가하며 얼굴보다 등에 더 빈번하게 나타나지만, 유전적인 요인에 따라 더 심한 경우도 있고 매우 경미한 경우도 있다. 치료 첫해에 상체와 팔, 다리의 체모가 더 길어지고 굵어지고 거칠어진다. 얼굴의 수염은 조금 천천히 증가하여 약 3~5년 소요된다. 유방의 분비샘 활동이 감소되지만 유방의 크기를 현저히 감소시키지는 않는다.

성욕이 증가하고 성 흥분도 증가한다. 클리토리스가 커지기 시작하지만 1년이 지난 이후에는 더 커지지 않는다. 클리토리스는 최대 3.5~6cm까지 커져서 호르몬치료를 받은 트랜스젠더 남성 5~8%는 삽입성교가 가능할 만큼 커진다는 보고도 있다. 클리토리스에 테스토스테론 크림을 직접 바르는 것이 크기 증가에 도움이 되지는 않는다.

테스토스테론 치료 후 6개월 이내에 월경이 중단되는데, 3개월 이후에도 중단되지 않는다면 혈중 테스토스테론의 농도가 정상범위의 상위 25%에 도달하거나 월경이 중단될 때까지 테스토스테론의 용량을 늘린다. 출혈이 지속된다면 프로게스테론을 추가하거나 자궁내막소작술을 고려해볼 수도 있다. 이때 자궁 및 난소에 초음파를 시행하여 출혈을 유발할 수 있는 질환이 동반되어 있는지 확인한다. 테스토스테론 치료를 시작하기 전에 생식샘자극호르몬방출호르몬작용제(사춘기 억제제와 동일한 약제임)를 투약하여 월경을 중지시키기도 한다. 장기간의 테스토스테론 치료는 질과 자궁경부의 위축을 초래하여 질분비물이 감소되고, 자궁내막이 위축되어 삽입성교에 어려움을 겪기도 한다. 자궁내막이 위축되고 월경이 중단되어 생식 능력이 감소하더라도 배란이 될 수 있으므로 테스토스테론 치료가 완벽한 피임이 될 수는 없다. 테스토스테론 치료를 받는 도중에 임신이 된다면 태아 기형을 유발할 수 있으므로 테스토스테론 치료를 받으면서 자궁절제를 받지 않았다면 반드시 피임할 것을 권고한다.

치료를 중단하면 일부는 치료 전으로 되돌아가지만 일부는 치료 전으로 돌이킬 수 없다. 수염과 체모의 증가는 완전히 되돌아가지 않으므로 전기분해, 레이저치료 등을 통해 제거할 수 있다. 생식 능력과 클리토리스의 변화가 가역적인지는 분명하지 않다. 따라서 호르몬치료를 시작하기 전에 생식조직 및 생식세포의 냉동보관을 포함한 생식 능력 보존에 관한 논의가 이루어져야 한다.

최대한의 변화가 유도된 후 치료 2~3년 후에는 더 이상의 변화 없이 유지된다. 충분히 남성화 특징이 나타났고 더 이상 진행되지 않으며 무월경을 보인다면 투약 용량을 줄여볼 수 있다. 난소절제술을 받은 후 골밀도를 유지하기 위해서 금기증이 아닌 한 테스토스테론 치료는 평생 유지되어야 하며, 칼슘과 비타민 D를 같이 섭취하도록 한다.

트랜스젠더 여성의 호르몬치료

호르몬치료 과정

트랜스젠더 여성의 호르몬치료는 남성호르몬 억제와 여성호르몬치료를 동시에 시행한다. 일반적으로 사용하는 생리적 농도를 맞추기 위한 용량의 에스트로겐 치료만으로는 남성호르몬이 충분히 억제되지 않기 때문에 에스트로겐과 항남성호르몬제를 같이 투약한다.

남성호르몬을 억제하기 위한 항남성호르몬제는 다음과 같다. 생식샘자극호르몬방출호르몬작용제(GnRH agonist)를 사용하면 뇌하수체에서 분비하는 생식샘자극호르몬을 억제함으로써 남성호르몬 생성을 억제한다. 프로게스테론 제제(cyproterone acetate)를 사용하여 남성호르몬의 생성을 억제하거나 수용체에 작용하는 것을 억제하기도 한다. 남성호르몬이 더 강력한 대사물질로 전환되는 것을 억제하고 남성호르몬 수용체에 작용하는 것을 억제하는 기전을 이용한 약물인 스피로노락톤(spironolactone), 피나스테리드(finasteride), 두타스테리드(dutasteride) 등을 이용한다. 실제 진료실에서 가장 많이 처방하는 약제는 프로게스테론 제제(상품명 안드로쿨)이며 다음으로 스피로노락톤(상품명 알닥톤)을 많이 사용한다. 고환절제술을 시행받은 내담자에서는 항남성호르몬제를 투여하지 않는다.

안드로쿨은 하루 25~50mg을 사용하며 알닥톤은 하루 100~300mg 복용한다. 여성호르몬을 장기간 사용함에 따라 자연적으로 남성호르몬이 억제되므로 점차 안드로쿨이나 알닥톤의 용량을 줄여볼 수도 있다. 이때 혈중 남성호르몬의 농도가 50ng/dL 이하로 유지되는지 확인하면서 용량의 조절을 시도한다.

피나스테리드(상품명 프로페시아 등)는 1mg과 5mg 용량으로 시판된다. 1mg은 남성형 탈모치료제로, 5mg은 전립샘비대증 치료제로 사용하므로 피나스테리드 1mg 혹은 이와 상응하는 치료제인 두타스테리드(상품명 아보다트) 0.5mg을 복용하지만 전반적인 남성호르몬 억제 효과는 안드로쿨이나 알닥톤에 비해 낮은 편이다.

여성호르몬제인 에스트로겐 사용 시 경구피임약의 성분으로 이용되는 합성호르몬인 에티닐에스트라디올은 혈전증의 우려가 증가하므로 혈전증의 우려가 적은 천연에스트로겐제제인 에스트라디올(estradiol) 제제를 사용한다. 혈전증의 위험은 나이가 많거나 흡연하는 경우 증가하므로 내담자의 나이가 많다면 혈전 위험이 낮은 주사제나 경피제제를 사용하고, 용량을 줄여서 사용하는 것이 바람직하다. 먹는 호르몬제의 경우 국내에서는 주로 에스트라디올 발레레이트(상품명 프로기노바)를 주로 사용하는데 하루 2~6mg을 매일 복용한다. 에스트라디올 주사제는 1mL 한 앰플에 10mg 에스트라디올이 함유되어 있으며 2주 간격으로 10~20mg을 근육주사하거나 5~10mg을 매주 근육주사한다. 경피제제는 국내에서 에스트라디올 젤(상품명 디비겔)을 사용할 수 있으며, 경구제제와 유사한 용량으로 사용할 수 있다.

프로게스테론을 여성호르몬치료에 추가하는 것이 유두 발달, 성욕과 기분에 도움이 된다는 주장이 있지만, 호르몬치료를 받는 트랜스젠더 여성에게 프로게스테론을 추가하는 것이 유방 발달을 촉진시키거나 테스토스테론을 낮추지 않는다는 보고도 있다. 폐경 여성을 대상으로 한 임상연구에서 에스트로겐 단독치료에 비해 에스트로겐과 프로게스테론을 같이 투약했을 때 유방암의 위험도가 증가한다는 연구 결과가 있고, 프로게스테론 투약이 염분/수분 저류를 유발하여 혈압이 상승하고 정맥류를 초래할 수 있다는 우려로 인해 프로게스테론 사용을 반대하는 의견도 있다. 실제 임상에서 프로게스테론을 추가했을 때 일부 내담자들은 유방 발달이나 정서적인 측면에서 도움이 된다고도 하지만 아무런 차이를 느끼지 못하는 경우도 있다. 아주 드물게 우울감이 악화된 내담자도 경험한 바 있다.

여성호르몬치료의 효과

일반적으로 여성호르몬 투약 후 1~5개월 내에 지방의 재분배, 즉 복부의 지방이 허벅지, 엉덩이 쪽으로 이동하여 여성형 신체로 체형 변화가 일어나고, 근육량과 근력 및 상체 힘이 감소한다. 피부가 부드러워지고, 성욕이 감소하며, 때때로 오르가즘을 느끼기 어렵고, 사정을 하는 빈도가 감소하고, 정액이 감소하며, 자연발기 또한 감소한다. 초기 1년 동안 고환의 부피가 약 25% 감소하고 장기적으로는 약 50%까지 감소한다. 전립샘이 위축되고 방광목의 해부학적 변화가 초래되어 일시적으로 소변이 똑똑 떨어진다고 느낄 수 있으나 이 증상은 대부분 1년 이내에 사라진다.

가장 큰 관심사 중 하나가 유방의 발달이다. 유방의 발달은 유전적 소인에 따라 달라지고 개인차가 커서 기대치와 다를 수 있다. 호르몬치료 약 3~6개월 후에 변화가 시작되는데, 초기에 유방이 발달되면서 통증을 호소하기도 하고 특히 건드렸을 때 아프다고 한다. 최대 유방 발달은 호르몬치료 약 18~24개월 후에 이루어지는 것으로 생각되며, 따라서 이 시기까지 유방 발달이 만족스럽지 않다면 추후 확대수술을 고려해볼 수 있다.

수년간 호르몬치료를 지속하면 체모가 가늘어지고 성장이 느려지지만 호르몬치료만으로는 체모가 완전히 제거되지 않으므로 전기분해, 레이저치료 등을 고려하기도 한다. 남성형 탈모의 진행이 느려지거나 멈추지만 이미 진행된 탈모 부위가 완전히 회복되지는 않는다. 치료가 중단되면 이러한 변화의 대부분이 되돌아가지만, 유방 및 유두의 발달은 비가역적이다. 생식 능력의 변화가 가역적인지 여부는 아직 확실하지 않고, 일부 연구에서는 호르몬치료 중단 후 생식 능력이 회복되지 않는다는 보고도 있으므로 호르몬치료를 시작하기 전에 정자 보존에 관한 논의가 필요하다. 여성호르몬과 항남성호르몬제 치료가 목소리에 영향을 주지는 못하므로 일부 트랜스여성은 음성치료를 받기도 한다.

교차-성호르몬치료의 부작용

트랜스젠더 여성에게 에스트로겐을 장기간 투약하는 경우 체중 증가로 인한 체질량지수 증가 및 내장지방 증가, 중성지방 증가를 유발하며 이로 인해 대사증후군 위험이 증가할 수 있다. 에스트로겐 투약은 담석증, 담낭염, 고프로락틴혈증, 간기능 이상 등의 부작용을 초래할 수 있다. 에스트로겐이 유방의 세포를 증식시켜 유방암 가능성이 커질 수 있지만 트랜스젠더 여성의 에스트로겐 투약으로 인해 유방암이 증가된다는 근거는 아직 없다. 항경련세나 결핵치료제인 리팜핀을 동시에 복용할 때 에스트로겐 효과가 감소하며, 에스트로겐과 스테로이드호르몬을 동시에 투약하는 경우 스테로이드호르몬의 효과가 증가하기도 한다. 항남성호르몬제로 사용되는 알닥톤은 고혈압 치료제의 하나로 복용 시 혈압이 감소하고, 빈뇨 증상을 느낄 수 있다. 고칼륨혈증, 신장기능 이상, 피부발진 등 부작용을 초래할 수 있으므로 알닥톤을 복용하기 전에는 반드시 혈액검사로 칼륨 농도와 신장기능을 확인해야 한다.

안드로쿨 복용 시 간기능 이상, 우울증 악화, 고프로락틴혈증을 초래할 수 있다. 에스트로겐과 안드로쿨은 둘 다 고프로락틴혈증을 초래할 수 있는데 특히 안드로쿨이 주요 원인이다. 따라서 두 가지 약제를 모두 사용하다가 고프로락틴혈증이 나타나면 우선 안드로쿨을 중지하고 대신 다른 약제를 이용하면서 경과를 관찰한다. 에스트로겐은 혈전증, 폐색전증, 뇌졸중의 위험을 증가시키기도 한다. 이러한 위험은 약의 종류, 투여 경로(경구 및 경피), 투여 용량, 흡연 여부 등의 요인에 따라 달라진다. 혈전증의 위험을 고려하여 합성 에스트로겐보다는 천연 에스트로겐인 에스트라디올 혹은 에스트라디올 발레레이트를 사용하고, 경구제제보다는 경피제제를 사용하는 것이 좋다. 특히 연령 증가, 흡연, 비만은 혈전의 위험을 증가시키므로 40세 이상이거나 흡연자, 다른 심혈관질환의 위험이 있는 사람에는 경구제제보다는 경피제제를 사용하는 것이 유리하고, 에스트로겐의 용량을 낮추는 것이 좋다.

테스토스테론 치료는 체중 증가, 저밀도콜레스테롤 및 총콜레스테롤 증가, 내장지방 증가 등으로 심혈관질환 위험과 제2형 당뇨(성인형 당뇨) 위험이 증가될 수 있지만 아직까지 트랜스젠더 남성의 테스토스테론 치료로 인해 심혈관질환 이환 혹은 사망이 증가했다는 보고는 없다. 테스토스테론 치료는 여드름과 탈모를 유발하고, 체중 증가로 인한 비만과 폐쇄수면무호흡을 증가시키기도 한다. 또한 적혈구증가증을 유발하여 이로 인한 혈전증 위험이 증가하고 기존의 혈관질환이 악화될 우려가 있다.

전반적으로 테스토스테론 치료를 받는 트랜스젠더 남성이 질병에 걸릴 확률은 단기간 혹은 중장기간(5~10년) 관찰했을 때 시스젠더 남성과 다르지 않다고 알려져 있다. 테스토스테론 주사제의 경우 일정 기간 간격으로 투약하므로 투약 초기에는 공격성이 증가되거나 기분의 변화를 경험하고 마지막 주에는 피로감이나 짜증을 느끼기도 한다. 이러한 경우에는 투약 주기를 줄여서 적은 용량을 자주 투여함으로써 주기 변화를 최소화하거나 매일 사용하는 젤타입 제제를 사용해볼 수 있다. 경피제제는 스스로 주사하는 데 어려움을 느끼거나 주사제 투약 주기 관련 부작용을 심하게 느끼는 경우, 천천히 용량을 단계적으로 늘리기 원하는 경우에서 선호된다.

자궁절제술이나 난소절제술을 받지 않은 트랜스젠더 남성의 테스토스테론 치료가 자궁내막암이나 난소암을 증가시킨다는 근거는 아직 없다. 다만 자궁내막암이 있었던 트랜스젠더 남성에게 테스토스테론을 사용할 경우 테스토스테론 일부가 에스트로겐으로 전환되어 자궁내막암의 재발을 증가시킬 수 있으므로 테스토스테론을 단독으로 사용하는 것은 부적절하다. 테스토스테론은 '아로마타제'라는 효소에 의해서 신체에서 에스트로겐으로 전환되므로 아로마타제를 억제하는 약을 투약하여 에스트로겐으로 전환되는 것을 차단할 수 있지만, 자궁내막암이 있었던 트랜스남성에서 테스토스테론과 아로마타제 억제제를 동시에 사용할 수 있는지에 대한 근거가 아직 없으므로 안전성을 보장할 수는 없다.

성별불쾌감을 느끼는 청소년을 위한 호르몬치료

성별불쾌감을 느끼는 청소년 역시 때로는 사춘기를 억제하기 위한 의학적 조치가 필요할 수 있다. 사춘기 억제치료의 목적은 청소년으로 하여금 자신의 성별불일치감과 더불어 사춘기에 형성되는 많은 발달 현상에 관해 탐색할 시간을 확보하도록 하고, 사춘기 발달 과정 동안 겪게 되는 이차성징과 호르몬 변화로 인해 생기는 심리적·사회적 스트레스를 해소하며, 이미 형성된 이차성징의 특징은 되돌이킬 수 없으므로 미래에 성전환을 추구할 청소년의 이차성징 발달을 막음으로써 이후 트랜지션을 용이하게 하는 데 있다. 사춘기 억제치료는 사춘기 억제제로 알려진 생식샘자극호르몬방출호르몬작용제를 투약하여 에스트로겐 혹은 테스토스테론의 합성을 억제함으로써 사춘기 신체변화를 지연시킨다. 사춘기 억제제를 이용한 호르몬 억제는 완전히 가역적인 조치로, 약을 중단하면 환자의 고환 및 난소의 기능은 다시 정상적으로 재개된다. 그러나 장기간 사춘기 억제제 사용 시 사춘기 청소년의 뼈와 뇌 발달에 미치는 영향은 아직 정확하지 않다. 따라서 청소년에게 이러한 신체적 조치를 시행하기 전에 심리상담, 가족 및 사회 문제에 대한 광범위한 탐색이 이루어져야 한다.

사춘기 억제제의 투여는 사춘기 신체발달 과정인 태너 2단계에 접어든 이후에 시행할 수 있으며 일부 가이드라인은 최소 만 12세에 투약할 것을 권하기도 한다. 흔히 사용되거나 연구된 억제제는 트립토렐린(triptorelin)과 류프로라이드(leuprolide)이며, 이 약제의 금기증은 임신, 수유, 과민반응이므로 대부분의 청소년에게 사용할 수 있다. 다만 장기간 사용 시 골밀도, 최종 신장(키), 지정성별 남성에서 정자 생성 재개 등에 대한 장기간의 결과에 대한 자료는 아직 미흡하다. 사춘기 억제제 투여는 심리적 지지와 더불어 성별불쾌감을 느끼는 청소년의 정신건강을 향상시키므로 임상에서 매우 효과적으로 사용되고 있다. 사춘기 억제제 투여는 만 16세까지 지속할 수 있다. 만 16세가 되면 호르몬치료를 시작하거나, 사춘기 억제를 중지하여 원래의 사춘기 발달이 진행되도록 하기도 한다.

실제로 임상에서 청소년을 만났을 때 자신이 정체화하고 있는 성별의 신체로 당장 변하지 않더라도 발달 중인 이차성징만 억제하면 훨씬 편안함을 느끼는 경우가 많았다. 따라서 사춘기 억제제를 투약한 이후 심리적으로 훨씬 안정되는 경우를 많이 경험했다. 그러나 이차성징이 완전히 발달된 이후에 방문하는 경우가 많아

사춘기 억제제의 장점을 충분히 살리지 못하는 아쉬움이 있다. 성별불쾌감을 느끼는 청소년 및 그의 부모에게 사춘기 억제제의 존재와 장점을 널리 알릴 필요를 절실히 느끼는 바이다.

성별불쾌감이 있는 청소년 중 생물학적으로 남성이지만 여성의 성별정체성을 가진 청소년에서 바이칼루타마이드 사용에 대한 연구가 있다. 남성에서 유방 발달의 부작용이 있는 것으로 알려져 있는 바이칼루타마이드의 특성을 이용한 시도로, 유방 발달의 목적으로는 매우 긍정적이라는 연구 결과가 있다. 그러나 아직은 더 많은 연구 자료의 축적이 필요하다.

7장

트랜스젠더의 성확정수술

황나현·김결희

황나현

고려대학교 안암병원 성형외과 교수. 성소수자에 대한 사회적 인식이 아직 부족했던 2000년대 초, 우연히 알게된 트랜스젠더와의 대화 중 우리 사회에서 절대적 소수자 위치에 놓여 있는 이들에 대해 관심을 갖게 되었다. 이후 성형외과에 지원하여 지속적으로 성소수자 의료에 관심을 갖고 관련 학회에 참석해오다, 벨기에와 태국에서 성확정 수술법을 사사했다. 2021년 고려대학교 안암병원에 국내 대학병원 최초로 모두에게 열려 있는 '젠더 클리닉'을 개설하여 운영하고 있다. 국내에서 음성적으로 이루어지던 성확정 진료를 보다 안정적으로 받을 수 있도록 원내 다학제 진료시스템을 구축하였고, 이외에도 여러 커뮤니티와 해외 의료진들과 교류하며 긴밀한 협력 관계를 유지하는 등 다양한 활동 중이다.

김결희

강동성심병원 LGBTQ+ 센터 성형외과 전문의. 2012년 미세수술을 이용한 가슴재건을 공부하기 위해 미국 국가의사면허고시를 치르고 미국으로 건너가 약 5년간 가슴재건수술, 미용 가슴수술 영역뿐만 아니라 성소수자를 위한 가슴수술을 전문으로 집도했다. 이후 한국으로 복귀하여 미용적 결과와 개개인의 성표현을 존중하는 성소수자 가슴수술을 집도하며 국내 성소수자 환자들과 교류했다. 국내에 전문적인 미세수술을 이용한 성확정수술을 받을 수 있는 종합병원이 없다는 사실을 접하고 2021년 강동성심병원으로 이직하여 LGBTQ+ 센터를 설립했다. 트랜지션에 관계된 수술뿐만 아니라 모든 의료 서비스에서 성소수자 친화적 의료환경을 제공하려는 목표를 갖고 센터를 운영 중이다.

수술을 결정하기 전에 고려해야 할 것

성확정수술은 반드시 숙고하여 진행해야 한다. 일부 트랜스젠더에게 성확정수술은 자아감을 되찾아줄 수 있는 자연스러운 과정이지만, 수술을 선택하지 않는 경우도 많다. 호르몬요법만으로도 체형, 피부 및 목소리 변화를 어느 정도 얻을 수 있기 때문이다. 성확정수술은 지정성별과 성별정체성이 다른 트랜스젠더가 호르몬요법으로는 불가능한 신체적 변화를 얻기 위해 시행된다. 수술 없이 성별정체성, 성역할, 성별표현을 편하게 받아들이는 사람도 있지만, 많은 연구가 성확정수술이 만족감, 성기능 등에 긍정적인 효과를 미친다고 보고한다.[1] 어떠한 경우든 의료진은 트랜스젠더 개개인의 요구에 따라 최선의 선택을 해야 한다. 통상적으로 수술은 성인이 된 후 결정하는 것을 원칙으로 한다.

의료진은 트랜스젠더의 수술적 치료를 고려할 때 기존의 해부학적 신체 구조를 변경하는 데 거부감을 느끼지 않는 것이 중요하다. 수술이 성별위화감으로 인한 심리적 불편과 고통을 어떻게 완화시키는지 이해하려면 환자가 자신의 증상 및 생애사를 말하는 데 귀 기울여야 할 것이다. 이러한 평가를 실시한 후 특정한 외과적 치료를 받을 기준을 충족했다는 정신건강의학과 전문의의 문서가 있어야 비로소 수술을 집도할 수 있다. 이 절차를 따름으로써 정신건강의학과 전문의와 집도의와 환자는 신체에 비가역적 변화를 일으키는 결정에 대한 책임을 분담한다.

수술은 생식 능력, 성적 민감도, 비뇨 기능 등에 영향을 줄 수 있으며 자신의 몸에 대해 느끼는 감정에도 큰 영향을 줄 수 있다. 그렇기 때문에 성확정수술을 하기 전 경험이 풍부한 전문의에게 진료 및 상담을 받는 것이 중요하다. 집도의는 수술을 위한 조건과 예측할 수 있는 결과 등에 대해 충분히 설명할 의무가 있으며 마취부터 수술 과정, 수술 부위, 이후 환자가 따라야 할 과정 등에 대해서도 자세히 설명해야 한다. 이를 위해 집도의는 환자와 장시간 대화를 나누고 다학제 접근(multidisciplinary approach)을 통해 다방면으로 환자를 임상적으로 관리하며 긴밀한 협력관계를 유지해야 한다. 수술동의서를 작성하기 앞서 집도의는 수술적 치료를 원하는 환자와 다음 사항을 상의할 책임이 있다.

- 시술 가능한 여러 수술 기법 및 각 수술의 장단점

- 위험요소와 이점
- 비용
- 기대할 수 있는 결과와 최종 목표
- 사회적·법적 영향
- 발생 가능한 합병증
- 생식력과 성기능에 미치는 영향

이러한 논의는 사전동의 절차의 핵심이며, 어떤 외과 시술이라도 필히 구비해야 하는 윤리적이고 법적인 조건이다. 환자는 시술 결과에 대하여 기대하며 이는 성별위화감을 완화하는 데 중요한 역할을 한다. 환자는 충분한 시간 동안 정보를 검토할 수 있어야 하고 수술 동의서는 수술 전 환자와 직접 만나 서면으로 작성해야 한다.

대부분의 의료진은 수술 전 건강상태를 꼼꼼히 검토한 후 수술을 진행할 것이다. 무엇보다 환자의 안전을 최우선으로 고려해야 하기 때문이다. 수술 전에 의료진이 검토해야 할 환자의 건강상태는 다음과 같다.

- 개인 및 가족력에 대한 검토
- 정신·행동 건강상태에 대한 검토
- 장기를 포함한 신체 검사
- 지질, 혈당, 간 효소, 전해질, 호르몬을 포함한 혈액 검사
- 나이와 성별에 따른 스크리닝 검사

- 흡연, 약물 남용, 알코올 중독, HIV, 성매개감염병
- 정자 냉동 보관에 대한 논의

트랜스여성을 위한 성확정수술

성별위화감 및 성별불일치를 진료하고 수술하는 보건의료인은 대부분 세계트랜스젠더보건의료전문가협회의 건강관리실무표준(Standard of Care, SOC) 7판에 근거하여 환자를 상담하고 치료한다. SOC의 모든 내용과 마찬가지로, 성별위화감을 외과적으로 치료하는 목적은 환자에게 최선의 관리를 제공하는 것이다. SOC는 환자에게 필요한 건강상태를 관리하기 위해 치료법을 개별화하도록 허용하지만, 유방/흉부 및 생식기 수술을 실시하기 위해서는 자격을 갖춘 정신건강 전문의로부터 환자의 성별위화감과 성별불일치가 지속되었다는 F64.0진단을 받을 것을 규정한다. 성기재건 성확정술은 최소 1년간 호르몬치료를 받고 선호하는 성역할에 따라 생활한 뒤에 수술받기를 권고한다.

트랜스여성의 성확정수술로는 여성적인 외모에 가까워지기 위한 다양한 미용수술과 재건수술이 있다. 수술 종류와 기준은 다음에 나열하는 바와 같다. 현재까지 확인된 근거와 전문가의 임상 합의에 따르면, 각 수술마다 권장 기준은 다르다. 또한 SOC는 여러 수술 중 순서를 명시하지는 않는다. 외과적 시술을 시행하는 횟수

와 순서는 환자의 임상적 필요에 따라 달라진다.

유방확대 수술

유방확대 수술(breast augmentation)은 정신건강의학과 전문의 의뢰서 1건이 필요하다. 가슴 및 유방의 형상은 중요한 이차성징이지만, 유방의 유무나 크기는 법으로 성이나 성별을 정의하는 것과 관계가 없으며 생식에도 필요하지 않다. 성별위화감을 치료하기 위해 가슴 수술을 시행할 때에는 호르몬치료를 시작할 때와 동일한 수준으로 심사숙고해야 한다. 둘 다 신체에 비가역적인 변화를 일으키기 때문이다. MTF 환자에게 실시하는 유방 확대술은 시스젠더 여성 환자에게 하는 시술과 크게 다르지 않다. 유방에 보형물을 삽입하는 것이 보통이며 때로는 지방 이식 기법을 쓰기도 한다.

생식기 수술

흔히 '바텀 수술'이라고도 하는 생식기 수술은 정신건강의학과 전문의 의뢰서 2건이 필요하다. MTF 환자에게 시술하는 생식기 수술로는 고환절제술(orchiectomy), 음경절제술(penectomy), 질성형술(vaginoplasty), 음핵 성형술(clitoroplasty), 음순 성형술(labiaplasty) 등이 있다. 모든 환자가 이 수술을 원하는 것은 아니며, 모든 환자에게 반드시 필요한 것 또한 아니다. 혈전증 위험과 관련하여, 생식기 수술 전에 경구 및 경피 에스트로겐은 2~4주간 중단하고 에스트로겐 주사는 4주간 중단한다. 수술 후 1~3주 뒤 적절한 보행이 가능할 때 에스트로겐 치료를 재개한다.

상황에 따라 양측 고환절제술을 먼저 시행하는 경우도 있다. 고환절제술은 회복 시간이 짧은 비교적 간단하고 저렴한 수술이다. 질성형술로 향하는 첫 번째 단계일 수 있지만 대부분 질성형술과 동시에 고환절제술을 시행한다. 또한 여성호르몬에 잘 반응하지 않거나 이러한 약물의 건강 위험과 부작용을 줄이고 싶은 사람들에게 좋은 선택이다. 절제 후 일반적으로 신체가 내인성 테스토스테론을 적게 생성하여 여성호르몬의 투여량을 줄일 수 있기 때문이다.

질성형술 기법으로는 다음과 같은 방법들이 있다. 먼저 '음경 피부 반전 질성형술(penile inversion vaginoplasty)'이다. 음경 피부 및 음낭 피부 일부를 사용하여 새로운 질의 벽을 만들어주는 수술이다 음경의 끝 부분을 사용하여 음핵을 만들어주며 감각 신경을 보존할 수 있다. 질의 깊이를 연장하기 위하여 피부 이식술이 필요할 수도 있는데, 이는 수술 전 신체 검진을 통하여 결정하게 된다.

'결장을 이용한 질성형술(S-colon vaginoplasty)'은 결장의 일부를 사용하여 질을 만들어주는 방법으로, 흔히 구불결장을 사용한다. 이 수술은 주로 일반외과와 비뇨의학과와의 협진을 통해 시행하며, 복강 내에서 결장 일부분을 절제하여 새로운 질의 위치로 이동시키는 방법이다. 이 수술의 장점은 결장 점액선으로부터 윤활액이 자연스럽게 분비될 수 있다는 점이다. 단점으로는 결장의 절제 및 재배치를 위해서는 복강 내로 접근이 필요하고, 과도한 점액 분비 및 새롭게 형성된 장에 자극 및 출혈이 있을 수 있으며, 수술 후 장 기능이 회복되기 전까지 식이 제한이 필요하다. 또한 변비 및 장 운동에 변화가 일어날 수 있다.

'복막을 이용한 질성형술(peritoneal flap vaginoplasty)'은 최근 주목을 받고 있는 수술이다. 복막은 수분이 많고, 확장성이 좋으며, 모발이 없고, 비각질중층편평상피로 이루어져 있다는 장점이 있다. 추가적으로 이 세포들은 정상 질 세포의 흡수, 분비, 방어 기능과 유사하여 재건에 매우 유용하다. 결장을 이용한 질성형술에 비해 창자문합과 같은 과정이 필요하지 않아 공여부의 합병증 확률도 적다는 장점이 있다. 하지만 길이가 제한적이라는 단점으로 인해 질 전체의 벽을 이루기는 쉽지 않다.

'소장을 이용한 질성형술(free jejunal flap vaginoplasty)'은 소장 일부를 사용하여 질을 만들어주는 방법으로, 아직 많이 알려지지 않았다. 이 수술은 일반외과와 협진을 하게 되며 복부 절제, 복강경 혹은 로봇수술을 통해 소장을 절제하여 복강외에서 새로운 질의 위치로 이식하게 된다. 이 수술의 장점은 새로 만든 질에서 과도한 점액이 나오지 않아 윤활액이 자연스럽게 분비되고, 소장 길이가 충분하여 장 운동에 크게 지장이 없으며, 2차 수술 전 질이 지혈된 것을 확실히 확인할 수 있다는 점이다. 단점은 통상 두 번에 나눠서 수술을 시행한다는 점이다. 1차 수술에서 고환절제술, 외음부성형술 후 새로운 질을 재건한다. 3~4일 후 완전히 지혈된 것을 확인한 다음 2차 수술을 진행하고, 소장을 절제하여 이식한다.

질성형술의 방법과 상관없이 새로 만든 질의 깊이를 유지하고 질이 닫히는 것을 예방하기 위해 환자는 스스로 신생 질을 주기적으로 넓혀주어야 한다. 환자는 수술 2~3주 후부터 몇 달동안 동안 하루에 2~4회 다일레이터(dilator)를 이용해야 한다. 파트너와 음경-질 삽입성교를 주기적으로 하더라도, 꾸준하게 주 1~2회 질을 넓히기를 권고한다. 각 집도의는 수술 방법과 환자에 맞추어 다일레이터 사용 지침을 제공해야 한다.

수술 후 발생할 수 있는 합병증으로는 누공과 감염이 있다. 부분적인 상처 불유합은 드물지 않고, 대부분 2차 상처 치유로 해결되며 미용적으로도 양호한 결과를 보인다. 또한 신생 질의 산도와 정상세균총은 시스젠더 여성의 점막과는 크게 다르기 때문에 유산균이 없으며, 진균 감염은 드물다. 세균성 질염 증상이 발생할 수 있는데, 필요하다면 질정 클린다마이신(vaginal clindamycin)을 사용하는 것이 표준 치료이다.

생식기와 유방을 제외한 신체 부위 수술

다른 수술로는 갑상연골(목젖)축소술, 음성수술, 안면윤곽수술, 지방흡입술, 지방이식술, 둔부확대성형술(보형물 삽입/지방이식), 두발재건술, 기타 다양한 미용 시술 등이 대표적이다.

이러한 수술들은 정신건강의학과 전문의 의뢰를 요하지는 않는다. 그렇더라도 정신건강의학과 전문의는 사회적 성별 이행이라는 맥락을 고려해 환자가 수술 시기, 결과 등 충분한 정보를 숙지한 뒤

결정을 내리는 데 중요한 역할을 할 수 있다. 이 수술들은 일반적으로 비급여 수술로 이뤄지지만, 성별위화감이 심한 환자에게는 증상과 임상 상황을 고려하여 의학적으로 필요한 치료 중 하나라고 판단할 수 있다.

트랜스남성을 위한 성확정수술

가슴 절제수술 및 흉부 재건수술

흔히 탑수술이라고 불리는 가슴 절제수술 및 흉부 재건수술은 가슴조직을 절제하고 시스젠더 남성의 흉부의 형태로 재건하는 수술로, 트랜스남성이 가장 흔히 받는 수술이다. 이 글에서는 트랜스젠더 남성을 위한 수술로 분류되었지만 트랜스젠더가 아니더라도 성정체성, 성표현 또는 개인적인 선호를 이유로 이 수술을 선택하기도 한다. 즉 논바이너리, 레즈비언, 시스젠더 여성 등도 가슴 절제수술을 시행받는 경우가 있다. 이 경우 가슴조직의 절제 범위나 수술 후 원하는 흉곽의 형태가 개인마다 상이할 수 있기에 자세한 상담이 요구된다.

이렇듯 모두가 성별정체성을 이유로 가슴 절제수술을 받는 것이 아니기에, 성별위화감 등 정신과적 진단은 수술 전 반드시 요구되어야 하는 사항이 아니다. 다만 미성년자의 경우 보호자의 동의와 더불어 성별위화감에 대한 정신과적 진단을 확인하는 것을 추천한다. 남성호르몬치료가 가슴조직의 섬유화를 일으켜 가슴의 크기를 줄인다는 보고가 있으나,[2] 이는 수술 결과에 영향을 미치기 않기에 수술 전 남성호르몬치료도 반드시 필요한 사항은 아니다.

가슴 절제수술은 가슴조직의 크기, 가슴 처짐의 정도, 유두 및 유륜의 크기와 위치, 피부 탄력도 등을 고려하여 방법을 결정한다. 수술 방법에는 반유륜 절개, 횡유륜 절개, 유륜 절개, 더블절개 및 유두/유륜 유리 이식술 등이 있으며, 수술 방법에 따라 흉터의 위치와 길이가 상이하다. 따라서 환자 개개인이 기대하는 수술 효과와 흉터에 대한 용인 정도를 고려하여 알맞는 수술 방법을 정해야 한다. 가슴조직을 절제하는 단계에서 가능한 모든 가슴조직을 절제하는 것이 목적이나 수술 방법에 따라 유두/유륜 함몰을 방지하는 등 미용 목적을 위해 일부 가슴조직이 남겨질 수도 있다. 따라서 가슴 절제수술은 유방암에 대한 예방적 효과가 없다. 수술 시 제거된 가슴조직에 대한 조직학적 검사를 시행하고, 이후 유방암검진을 시행해야 한다는 것을 반드시 환자에게 고지해야 한다.

가슴조직을 절제하여 흉부를 평평하게 만드는 것이 가슴 절제수술의 일차적 목적이지만 환자 대부분이 유륜/유두의 크기나 위치도 시스젠더 남성의 형태로 변화시키길 원한다. 더블절개 및 유두/유륜 유리 이식술로 수술하는 경우에는 반흔이 길게 발생하기는 하나, 이러한 변화를 한 번에 만들 수 있다. 반면 그 외의 수술 방법은 수개월 후 2차적 수술로 유두 축소를 시행하게 된다. 어떤 수술 방법을 선택하더라도 겨드랑이, 옆구리 부위의 지방흡입은 대부분 시행한다.

수면마취 또는 전신마취 하에서 시행할 수 있으며 피부, 피하지방, 가슴조직만을 조작하는 수술이기에 중대한 합병증이 발생할 확률은 상대적으로 낮다. 가슴조직이 제거된 공간에는 튜브 형태의 배액관(드레인)을 위치시키고 적절한 압박을 가하여 혈액이나 장액이 고이는 것을 방지한다. 수술 후 수일 이내 한쪽 가슴이 부풀어 오르고 통증이 발생한다면 혈종(가슴조직이 제거된 공간 내로 출혈이 발생하여 혈액이 고임)이 발생한 것으로 혈종을 제거하는 시술이 추가적으로 필요할 수 있다.

가장 흔한 합병증은 절개 부위의 켈로이드, 비후성 반흔 및 과색소 침착 등 반흔 발생이며 이는 레이저시술, 주사치료 또는 반흔 성형술로 호전될 수 있다. 수술 직후 수개월간 감각 저하가 있을 수 있으나 대부분의 경우 회복하게 되며, 유두의 성감 저하는 흔하게 발생할 수 있다. 유두 또는 유두/유륜의 괴사는 가장 심각한 합병증으로 수술 중 유두/유륜에 공급되는 혈류를 보존하지 못하고 과도하게 조직을 절제한 경우, 수술 후 해당 부위에 너무 큰 압력이 가해진 경우, 흡연을 하는 경우 발생률이 증가한다. 가슴 절제수술 후 흉부 표면이 울퉁불퉁해진 것은 가슴조직 제거 시 피하지방까지 제거한 경우, 충분한 피부 수축이 발생하지 못한 경우, 지방흡입이 과도한 경우, 혈종 및 장액종(체액이 고임) 이후 구축이 발생한 경우 등에 의한 것으로 추가적인 교정술이 필요하다.

내부생식기 절제수술

가슴 절제수술과 달리 내부생식기 절제수술은 영구적으로 생식 능력이 소멸되기에 수술 전 난자동결 등을 통한 유전자 보존 가능성에 대해 환자에게 고지해야 한다. 또한 SOC 7판에서는 수술을 받기 전 ① 지속적이며 잘 기록된 성별위화감 ② 충분한 정보에 근거하여 의사 결정을 내리고 치료에 동의할 능력 ③ 해당 국가에서 법적 성년에 해당하는 연령 ④ 만약 중대한 신체적 또는 정신건강 문제가 있다면 의학적으로 잘 관리되고 있는 상태 ⑤ 환자가 추구하는 성별에 부합하도록 12개월 동안 지속적 호르몬치료를 받은 이력 등을 확인할 것을 권고하고 있다.

'지속적이며, 잘 기록된 성별위화감'이란 자격증이 있는 정신건강 전문인력(Qualified mental health professional)의 소견서를 의미하며, 국내에서는 정신건강의학과 전문의로부터 교부받은 성별위화감(F64.0) 진단서를 의미한다. 자궁적출술의 경우 SOC 7판에서는 정신건강의학과 진단서 2건을 조건으로 달고 있으나, 국내에서는 통상적으로 1건만 확인하고 있다. 생식 능력 제거수술 전에 호르몬치료를 권고하는 주된 목적은 수술적 처치를 받기에 앞서 일정 기간 동안 가역적인 호르몬치료를 우선 접해보도록 하는 데 있다. 그러나 모든 환자가 호르몬치료를 원하는 것은 아니기에, 개정된 SOC 8판에서는 해당 권고사항이 삭제될 가능성이 있다. 또한 환자의 의학적 상태로 인해 호르몬치료를 받을 수 없는 경우, 호르몬치료의 이력 없이도 수술 대상이 될 수 있다.

트랜스젠더 남성의 내부생식기 절제술은 개복술, 질식, 복강경 또는 로봇을 이용하여 자궁, 난소 및 질을 절제하는 것으로, 모두 제거할 수도 있고 일부만 제거할 수도 있다. 즉 자궁경부를 제외한 자궁 대부분을 절제하는 불완전 자궁절제술, 자궁경부를 포함한 자궁을 모두 절제하는 완전 자궁절제술, 자궁절제술을 시행하면서 양측 난소를 남겨두거나 양측 난소절제술을 함께 시행하는 방법, 질을 보존하거나 질의 점막을 제거하고 입구를 폐쇄하는 질 폐쇄술을 선별적으로 시행할 수 있다.

자궁적출술과 더불어 난소를 절제하게 되면 ① 유전성 난소암의 가능성이 있는 환자에게서 난소암의 발생률을 낮추고 ② 이미 낭종 등의 병리학적 소견이 있는 경우 치료가 가능하며 ③ 난소의 에스트론겐 생산이 중지되어 성별위화감 증상이 호전되고 ④ 남성호르몬치료에 있어 필요한 테스토스테론 용량을 낮출 수 있는 등의 장점이 있다. 그러나 단점으로는 ① 생식 능력이 영구적으로 소멸되고 ② 적정 호르몬 균형 유지를 위해 소량의 에스트로겐 투여가 추가로 필요할 수 있고 ③ 호르몬치료를 지속적으로 유지하지 않으면 골다공증 등의 증상이 발생할 수 있다. 추후 외부성기 재건수술을 고려한다면 하복부에 가로로 절개를 가하여 시행하는 개복술은 성기 재건 방법 선택에 제한을 줄 수 있어 추천하지 않는다. 따라서 내부생식기 절제술의 범위나 방법은 환자가 수술에 기대하는 결과, 건강상태, 가족력 등 다양한 면을 고려하여 신중히 결정되어야 한다.

수술은 전신마취하에서 이루어지며 수술 후에는 과도한 질 출혈, 절개 부위의 감염, 봉합 부위의 이개(벌어짐) 등을 잘 살펴야 한다. 이후 집도의의 회복 관리 일정에 따라 서서히 일상에 복귀하는 것을 추천한다. 가장 흔한 합병증으로는 자궁을 제거하고 봉합한 부위의 이개로 출혈이 발생하는 경우로, 이는 침상안정 등의 보존적 치료로 회복되기도 하며 재봉합이 필요할 수도 있다. 드물게 자궁 절제 과정에서 직장, 방광, 요관 등 주변 조직에 손상이 발생할 수 있으며 질벽이 질입구 밖으로 노출되는 질탈출증이 발생할 수 있다.

외부성기 재건수술

모든 수술은 신체에 불가역적인 변화를 일으킨다. 특히 트랜스남성의 외부성기 재건수술은 고난이도 기술과 여러 단계의 장시간 수술이 요구된다. 따라서 여러 가지 수술 방법, 각 수술의 장단점, 기대하는 수술 효과, 현실적인 한계, 발생할 수 있는 합병증과 해결 방법 등에 대한 충분한 정보를 바탕으로 숙고해서 진행해야 한다.

트랜스젠더 남성의 외부성기 재건수술, 즉 음경과 음낭을 재건하는 목적은 ① 시스젠더 남성과 유상한 외부성기의 형태 구축 ② 서서 소변을 볼 수 있는 기능 ③ 삽입성교를 행할 수 있는 능력 등으로 나눌 수 있다. 세 가지를 모두 달성하려고 수술할 수도 있고 일부만을 충족하도록 수술할 수도 있다. 즉 외형적 형태만을 재건할 수도 있고, 요도 재건을 시행하여 서서 소변보는 기능을 더할 수도 있으며, 삽입성교가 가능하도록 음경 보형물까지 삽입할 수도 있다. 모든 목적을 달성하고자 수술하는 경우, 수술 난이도, 합병증률, 시간과 횟수 등이 증가하기에, 환자가 수술을 통해 얻고자 하는 바에 대한 자세한 상담이 필요하다. 또한 환자의 성적지향, 성생활, 개인적 선택에 따라 질을 보존하면서 음경을 재건할 수 있고, 직접적인 성감을 유지하기 위해 클리토리스를 안쪽으로 위치시키지 않고 외부로 노출되도록 수술하는 방법을 선택할 수도 있다.

외부성기 재건수술은 정신건강의학과 전문의가 발부한 성별위화감 진단서 2건, 12개월 동안 지속적인 호르몬치료 이력과 함께 자신의 성별정체성에 부합하는 성역할로 12개월 동안 지속적으로 생활한 경험이 있는지 확인한다. 이는 1년 동안 가정, 직장, 학교 등 여러 사회 환경에서 다양한 일상적 활동을 통해 해당 성역할로 실제적인 경험(real-life experience)을 해보는 것을 의미한다. 자신이 해당 성역할의 사회인으로서 충분히 생활 가능한지 확인하고, 수술의 필요성을 숙고해볼 수 있는 기회를 갖기 위해서다. 하지만 실제로 이런 기회를 갖기 어렵다는 면에서 성확정수술의 접근성을 침해한다는 비판이 있어 SOC 8판에서는 삭제될 가능성이 높다.

트랜스남성을 위한 외부성기 재건수술은 질 폐색, 음경 재건, 귀두 재건, 요도 재건, 음낭 재건, 성기 보형물 삽입으로 세부 구성 요소를 나눌 수 있다. 대부분 여러 차례에 걸쳐 단계적으로 재건하며, 집도의에 따라 수술의 횟수와 재건 순서는 상이할 수 있다. 질 폐색은 환자가 원하는 경우 시행하며, 수술 시기는 자궁절제술과 함께 미리 시행할 수도 있고 외부성기 재건 시에 시행할 수도 있다. 음경 재건은 남성호르몬치료로 비대된 클리토리스에 부착된 인대를 절제하여 연장하는 클리토리스 연장술, 클리토리스와 회음부 조직을 이용하고 점막 또는 피부를 이식하여 요도를 부분적으로 재건하는 메토이디오플라스티(metoidioplasty), 회음부 이외의 신체 부위에서 조직을 옮겨 음경을 재건하는 음경재건수술(phalloplasty, 팔로플라스티)이 있다. 클리토리스 연장술과 메토이디오플라스티는 만족스러운 음경의 크기나 모양을 얻기 어렵고 서서 소변을 보는 것이나 삽입성교가 많은 경우 불가능하지만, 직접적인 성감이 유지되며 1~2회의 비교적 간단한 수술이라는 장점이 있다. 음경 재건수술에는 하복부, 사타구니, 허벅지 외측 등에서 혈관을 유지한 채 조직을 옮기는 유경피판술과 등, 팔, 종아리 등에서 혈관과 신경이 붙어 있는 조직을 채취하여 회음부의 혈관 및 신경에 미세접합하는 유리피판술이 있다. 환자의 해부학적 구조나 반흔 위치에 대한 선호도에 따라 조직을 가져오는 부위를 선택한다.

서서 소변을 보기 위해서는 요도를 재건해야 한다. 근위부 요도는 양측 소음부 조직을 이용하여 재건하며, 원위부 요도는 전층피부/점막 이식법을 이용하거나 피판을 튜브 형태로 말아 재건한다. 귀두 재건은 음경 재건과 동시에 시행하기도 하고 단계를 나누어 시행하기도 한다. 음낭은 양측 대음순 조직을 이용하여 음낭 보형물이 들어갈 주머니 형태를 미리 만들고 이후 단계에서 음낭 보형물을 삽입하는 방법으로 재건한다. 성기 보형물에는 다양한 종류가 있으나 현재까지 이는 모두 시스젠더 남성의 발기부전을 치료하기 위해 개발된 것으로, 연조직만으로 구성된 트랜스젠더 남성 성기에 삽입하는 경우 장기적으로는 피부 얇아짐, 돌출, 감염, 제거의 가능성이 높다.

외형만을 재건하는 경우 요도 재건은 시행하지 않으므로, 환자는 기존 요도를 통해 소변을 보기 때문에 비뇨기과 합병증이 발생하지 않는다. 그러나 요도를 재건하는 경우는 요관과 관련된 합병증이 가장 흔히 발생한다.[3] 요도-피부 누공으로 소변이 새는 경우 또는 요도 내부가 좁아져서 협착이 발생하고 소변이 잘 나오지 않는 경우가 흔하다. 전자는 시간이 경과하며 스스로 호전되거나 비교적 간단한 수술로 교정이 가능하지만, 후자는 요도 재건을 위한 추가적인 수술을 하거나 기존 요도로 다시 소변을 보도록 하는 요로전환술이 필요하다. 특히 요도 협착은 소변 줄기가 약해지거나 소변을 다 볼 수 없는 등의 증상으로 시작하여, 점진적으로 방광이나 신장에 이상이 발생할 수 있기에 잘 관찰해야 한다. 트랜스젠더 남성의 재건된 요도는 시스젠더 남성의 요도와 해부학적 구조가 다르기에 소변줄을 통상적인 방법으로 삽입하기 매우 어렵고 방광경을 보며 삽입해야 한다. 수술 직후 몇 달간은 소변 줄기 방향 이상, 여러 줄기로 나오는 현상, 소변을 보고 나서도 방울로 떨어지는 요점적 등이 있을 수 있다. 이런한 증상은 대부분 시간이 지나며 회복된다.

드물지만 가장 큰 합병증은 음경을 만들기 위해 옮겨온 조직이 괴사하는 것이다. 이외에 절개 부위 감염 및 상처 회복 지연, 성기의 위치 이상 및 외형적 불만족, 음낭/음경 보형물과 관련 합병증 등이 있다.

8장

성소수자의 성 건강

윤정원

윤정원

국립중앙의료원 산부인과 전문의이며 성적권리와 재생산정의를 위한 센터 셰어(SHARE)의 기획위원. 연세대학교 의과대학을 졸업하고 동 대학교에서 산부인과 전문의를 수료했다. 성폭력 피해자 진료와 성소수자 진료, 낙태죄 폐지, 여성노동자 산재 등 여성주의 의료와 여성 건강권에 대한 목소리를 꾸준히 냈으며, 2018 양성평등주간 여성가족부장관상을 수상했다. 함께 지은 책으로는《소녀×몸 교과서》,《우리가 만드는 피임사전》,《의사가 말하는 의사》,《배틀그라운드》,《불편할 준비》 등이 있다.

성소수자의 성 건강에 접근하기

성 건강은 성소수자를 포함한 모든 인간이 누려야 하는 필수 인권 중 하나이다. 세계보건기구는 성 건강을 "성적 측면에서 신체적, 정신적, 감정적, 사회적으로 안녕한 상태"로 정의한다.[1] 건강은 단지 질병이 없거나 기능 이상이 없는 수준이 아니라 전인적으로 본인의 삶을 충만하게 영위할 수 있는 상태이다. 따라서 이는 단순히 의료 문제가 아니라 사회적·경제적·법적·문화적 영향이 성소수자의 삶에 미치는 맥락과 밀접하게 관련 있다.

성소수자들의 성생활은 다양하고 각기 이질적이다. 다양한 성소수자는 각자 욕망을 가지고 있고, 자신의 성정체성과 성적 행위에 대해 건강한 자아상을 가지고 성적 만족을 얻는 것이 이상적이다. 한편 성매개감염(sexually transmitted infection, 이하 STI)[2] 등 위험 요인을 알고 이를 줄이기 위한 지식과 실천을 배워나가는 것 역시 중요하다. 그런데 성소수자를 위한 성교육은 거의 없으며, 이들의 성 건강에 대한 의학 정보나 의료인 교육 역시 부족하다. 이 같은 문제의식을 바탕으로 이 글에서는 의료인을 위한 성 건강 접근법, 성소수자의 성 건강검진 및 안전한 섹스에 관해 이야기하고자 한다.

성 건강에 대한 이력을 확인하고 병력을 문진하는 것은 의료인이 위험한 행동을 평가하고, 예방 기회를 찾고, 성기능 장애를 평가하고, 신체적·정신적 문제를 식별하고, 환자가 가족계획을 세우는데 도움이 될 수 있다. 그럼에도 많은 의료인과 환자가 여러 이유로 이를 피한다. 임상의는 시간 제약, 불충분한 교육과 보상, 환자의 거부감, 성적 주제를 다루는 개인적 불편함 등을 장벽으로 꼽는다. 환자는 짧은 진료 시간, 성에 대한 터부, 수치심이나 당혹감, 평가받는 것에 대한 두려움, 비밀 유출에 대한 걱정 등을 이야기한다. 특히 성소수자 환자는 의료인으로부터 받을 수 있는 잠재적인 차별과 불편함 때문에 문진을 더욱 꺼린다. 이를 극복하기 위해서는 성소수자가 불편하지 않도록 환경을 조성하고, 개방적인 방식으로 문진을 하는 것이 중요하다.

성 건강 문진에 포함되어야 할 내용

- 환자의 지정성별 및 성정체성
- 현재 및 과거의 파트너 수
- 파트너와의 관계 양상(독점 배타적 관계, 익명의 관계, 다자 관계[폴

리아모리])

- 성관계 빈도

- 첫 성관계 나이(청소년 및 자궁경부암 검진의 경우 중요)

- STI, HIV감염 예방을 위한 방법: 보호장구(콘돔, 펨거돔 등), 백신접종, 약물(PrEP, HSV 억제요법 등)

- 성적 행동의 종류: 음경-질, 음경-항문, 구강-음경, 구강-질, 구강-항문, 외음-외음, 손가락 삽입, BDSM 등

- 성폭력 및 성노동 경험

- 현재 및 과거의 STI·HIV 검사력, 진단력, 치료력

- 성기능 및 성적 만족도

성정체성이나 성적지향, 젠더 표현, 성적 실천에 상관없이 한 사람을 전인적으로 대하기 위해서는 개방적이고 허심탄회한 대화가 필요하다. 환자의 질병, 기능과 자아상, 욕구와 만족 등을 이야기하면서 어떤 위험 요인이 있는지, 개입이 필요한 부분이 있는지, 신체적·심리적 문제는 없는지, 가족계획은 무엇인지 등을 논의할 수 있다. "섹슈얼리티는 건강에 중요한 부분이라 모든 환자에게 묻는데요, 성생활에 대해 질문해도 될까요? 어떤 위험 요인이 있는지, 어떤 검진이 필요한지 안내해드릴 수 있습니다." 등으로 대화를 시작하자. 환자의 비밀은 존중되고 법에 의해 보호되며, 질문은 최적의 치료를 위한 것임을 설명하며 안심시키자. 본인을 정의하는 용어 역시 나이, 인종, 문화적 배경에 따라 다를 수 있기에 정체성/지향/

실천으로 구분해서 물어보자. 이에 따라 성 건강 문진 시 고려해야 할 사항은 아래와 같다.

성정체성 및 성적지향

- 모든 환자가 이성애자이거나 시스젠더라고 짐작하지 말 것.
- 모든 트랜스젠더가 이성 혹은 동성의 파트너를 만난다고 짐작하지 말 것. 트랜스젠더의 성적지향은 이성애, 동성애, 양성애, 퀴어 등일 수 있다.
- 성적지향을 탐색 중인 사람이 당장 동성애자, 이성애자 또는 양성애자로 정체화하고 싶을 거라고 짐작하지 말 것.
- 성별정체성을 탐색 중인 사람이 당장 남성 혹은 여성으로 정체화하고 싶을 거라고 짐작하지 말 것.
- 양성애자를 정체성에 대해 혼란스러워하거나 동성애자로 정체화하는 과정에 있는 사람이라고 짐작하지 말 것.
- 성적 소수자성이 개인의 정체성에서 가장 중요한 부분이라고 짐작하지 말 것. 많은 사람에게 정체성의 다른 부분이 훨씬 중요할 수 있다.
- LGBT 또는 퀴어로 사는 것이 언제나 어렵다고 단정 짓지 말 것. 많은 LGBTQ는 잘 적응하고 있으며, 다른 이들이 받는 스트레스를 똑같이 받는다.
- 모든 트랜스젠더가 호르몬치료와 수술을 통해 신체를 바꾸고 싶을 거라고 짐작하지 말 것.

- 트랜스젠더의 신체 구조에 대해 어떤 짐작도 하지 말 것.

친밀한 관계, 가족, 자녀

- 레즈비언으로 정체화한 사람이 임신할 수 없다고 짐작하지 말 것.
- LGBTQ 커플 간에 폭력이 일어나지 않는다고 짐작하지 말 것.
- LGBTQ 환자는 아이가 없다고, 아이를 원치 않는다고 짐작하지 말 것.
- 아이와 동행한 환자를 이성애자라고 짐작하지 말 것. 성소수자도 종종 아이를 가진다.
- 재생산 가능한 연령의 성인이 부모가 되고 싶어 할 거라고 짐작하지 말 것. 누군가는 그렇고 누군가는 아니다.
- LGBTQ는 강한 가족 결속력을 가지지 않는다고 짐작하지 말 것.

성적 실천

- 모든 LGBTQ가 성적으로 활발하다고 짐작하지 말 것. 금욕을 지키는 사람이 있다.
- 게이는 여성, 레즈비언은 남성과 성관계 경험이 없다고 짐작하지 말 것.
- 모든 게이 남성이 여러 파트너와 성관계를 하거나 위험한 성관계를 한다고 짐작하지 말 것.

- 성적 행동이 언제나 변하지 않는다고 짐작하지 말 것. 환자의 성적지향이 그의 성적 행동에 대한 모든 것을 알려준다고 생각하지 말 것.

- 레즈비언에게 HPV(Human Papilloma Virus, 인체유두종바이러스)나 STI 위험이 없다고 짐작하지 말 것.

- 어떤 관계에서도 고정된 성관계 역할(sex role)를 짐작하지 말 것. 성관계 역할은 유동적이거나 상호 간에 변할 수 있다.

- 양성애자들이 문란하거나 양성 모두와 성관계를 한다고 짐작하지 말 것.

- 트랜스젠더 여성이 성매매나 위험한 성관계를 한다고 짐작하지 말 것. 모든 트랜스젠더가 성적으로 '바텀' 역할을 맡는다고 짐작하지 말 것.

실제 문진 예시

하지 말아야 할 질문	바꿔 표현할 수 있는 질문
남자친구(남편)/여자친구(아내)가 있나요?	지금 친밀한 성관계를 맺는 파트너가 있나요?
피임은 어떻게 하고 있나요?	피임을 고려해야 하는 상황인가요?
자궁/음경 적출을 하셨나요?	성기 이야기를 할 건데, 불편하거나 사용하길 원하는 용어가 있으면 말씀해주세요.
혹시 항문섹스를 하시나요?	남성에게 반복적인 요로감염은 드물고, 항문섹스와 연관이 있을 수 있어 여쭤봅니다. 최근 1년간 항문섹스를 한 적이 있나요?

범죄와 연관되어 있지 않은 이상 어떠한 성적 실천에도 가치 판단을 할 필요는 없다. 질병에 초점을 맞추는 것이 아니라 건강에 집중하며, 성-긍정적인(sex-positive) 태도가 필요하다.

성적 실천에 따른 위험도와 예방법

대부분의 사람이 섹스토이를 공유하는 것, 구강섹스, 외음부끼리 비비는 것, 손가락 삽입 등은 위험하지 않거나 성매개감염이 안 된다고 잘못 알고 있다. 어떤 행위가 어떤 위험 요인이 있는지 아는 것은 예방과 파트너와의 관계에 중요하다.

많은 사람이 콘돔이 성매개감염 위험을 줄여준다는 사실을 알지만 의료인이 한 번 더 강조하는 것이 필요하다. 성매개감염 예방을 위해 콘돔과 페미돔, 덴탈댐[3] 등을 사용할 수 있다. 콘돔과 페미돔은 수용성 윤활제와 함께 써야 찢어지는 것을 방지할 수 있고, 점막 자극도 덜하다. 사정 여부와 상관없이 쿠퍼액으로도 전파가 될 수 있어 잠깐만 삽입한다고 안전한 것은 아니다. MSM(men who have sex with men, 남성과 성관계하는 남성)에서의 베어백(bareback, 콘돔을 사용하지 않은 음경-항문섹스)은 사회심리적으로 복잡하고 켐섹스(성관계 이전이나 도중에 마약 등 약물을 사용하는 것)와도 연관되었을 수 있는 현상으로, HIV/ STI 공중보건에 있어 지속적 관심이 필요하다. HIV 감염인끼리도 콘돔 사용은 필요한데, 다중 변이 바이러스의 초감

성적 실천	전파 가능한 STI	예방법
키스	헤르페스, 매독, 임질, HPV	입술이나 입 안에 물집, 궤양, 상처가 있을 때는 키스를 피한다.
서로 자위, 분비물이 섞이지 않는 피부 접촉	매독, 헤르페스, HPV, 전염성연속종	옷 위로 접촉한다. 상처나 물집, 궤양이 있을 때는 스킨십을 피한다.
섹스토이 공유	HIV, A형간염, B형간염	섹스토이를 공유하지 않는다.
핑거링 (질에 손가락 삽입)	매독, 헤르페스, B형간염, HPV, 세균성 질염	손톱 밑을 포함하여 손을 깨끗이 씻는다. 핑거돔 또는 라텍스 장갑을 사용한다.
커닐링구스 (여성성기-구강)	받는 쪽: 헤르페스, HPV, 매독 하는 쪽: 헤르페스, HPV, 매독	페미돔이나 덴탈댐, 랩 등을 사용한다.
펠라치오 (남성성기-구강)	받는 쪽: 클라미디아, 임질, 매독, 헤르페스, HPV 하는 쪽: 클라미디아, 임질, 매독, 헤르페스, HPV	콘돔을 사용한다.
리밍 (항문-구강)	A형간염, B형간염, 헤르페스, HPV, 매독, 각종 장염	항문과 외음부에 덴탈댐, 랩 등을 사용한다.
음경-질	클라미디아, 임질, 매독, B형간염, 헤르페스, HPV, HIV, 트리코모나스	콘돔, 페미돔과 윤활제를 사용한다.
음경-항문	받는 쪽: 클라미디아, 임질, 매독, B형간염, C형간염, 헤르페스, HPV, HIV 하는 쪽: 클라미디아, 임질, 매독, B형간염, 헤르페스, HPV, HIV, 비임균성요도염	콘돔과 윤활제를 사용한다.

염을 막고, HIV 치료제의 순응도를 높이기 위해서이다.

WSW(women who have sex with women, 여성과 성관계하는 여성) 사이에는 질 분비물과 월경혈의 교환이 중요하다. 콘돔과 페미돔, 덴탈댐을 사용한다. 항문에 삽입한 손가락이나 섹스토이를 질에 삽입하지 않도록 한다. 섹스토이를 사용한 후에는 향균 비누나 알코올로 닦아 보관한다.

위험 감소 전략

위험 요인에 대한 지식이 있더라도 위험에 대응하는 전략은 개인마다 천차만별이다. 위험을 알면서도 무릅쓰는 행위에는 충동조절 문제, 정신건강 문제, 파트너로부터의 강압 및 학대, 성폭력/성노동, 약물 사용 등 다양한 요인이 있다. 어떤 사람에게는 금욕이 답일 수 있고, 어떤 사람에게는 단지 파트너 수를 한두 명이라도 줄이는 것이 최선일 수 있으며, 주기적인 검진을 선택하는 사람도 있다. 중요한 것은 성적 실천의 양상은 파트너와의 관계, 나이, 사회경제적 상태의 변화 등 다양한 요인에 따라 달라질 수 있다는 점이다. 의료진의 역할은 가이드라인만 맹신하거나 강요/겁박하는 것이 아니라, 내담자의 상황을 꾸준히 물어보며 자기를 존중하고 건강을 추구하도록 격려하는 일일 것이다.

화학적·의료적 예방 및 백신접종

HIV에 대한 노출 전 예방요법(Pre-Exposure Prophylaxis, PrEP), 헤르페스 감염인이 전파를 줄이기 위해 지속적으로 약물을 복용하는 방법 등이 있다. 전문가와의 상담이 필요하다. 또한 다음의 STI는 백신접종으로 사전 예방이 가능하다. 성적지향 및 성별정체성과 관계없이 성적으로 활발한 모든 성인에게 권고된다.

감염	대상	접종 횟수
HPV	(권장) 9~15세	초회, 6개월 총 2회
	(차선) 16세~26세	초회, 2개월, 6개월 총 3회
	(의료인과의 상의 하) 27세~45세	초회, 2개월, 6개월 총 3회
B형간염	항체가 없는 성인	초회, 1개월, 6개월 총 3회
A형간염	항체가 없는 20세~39세 성인	초회, 6개월 총 2회

그룹별 STI 역학 및 예방 조치

2021년 개정된 미국 질병통제예방센터(Center for disease control and prevention, 이하 CDC)의 성매개감염 가이드라인에서는 특정 집단에 대한 권고로 청소년, 임산부와 함께 성소수자 그룹에 대한 개별적인 가이드를 제시한다. 다음은 CDC 가이드라인 내용을 기본으로 작성했다. 분류 기준은 성정체성이나 성적지향과 관계없이 성행동을 기준으로 ① 남성과 성관계하는 남성 ② 여성과 성관계하는 여성, 여성 및 남성과 성관계하는 여성 ③ 트랜스젠더 및 논바이너리(원문 표현은 gender diverse)로 구분한다.

남성과 성관계하는 남성

MSM은 파트너 수, 익명 파트너, 콘돔 없는 성관계, 항문섹스, 약물을 동반한 섹스 등 그들의 성적 네트워크 및 행동적·생물학적 요인 때문에 HIV감염 및 기타 STI에 대한 위험이 증가할 수 있다. 미국에서는 MSM 그룹에서 매독의 반복 감염, 항생제내성 임균감염이 일반 인구집단에 비해 높다고 보고된다.

(1) HIV감염/에이즈

MSM은 HIV감염 고위험군이다. 미국 기준 평생 HIV감염률이 이성애자 남성은 1/524, 이성애자 여성은 1/253인데 비해 MSM은 1/6에 달한다. 흑인과 히스패닉, 라틴아메리카계 미국인의 위험은 더 높다. 특히 항문삽입섹스를 받는 상황에서 위험이 높은데, 직장 점막은 단층의 세포로 이루어져 있어 미세 상처에 취약하다.(이는 MSM과 WSM 공히 해당된다.)

콘돔이나 페미돔을 사용하지 않은 성관계 1회당 HIV 감염률	
남성 감염자 ↔ 여성파트너 (음경-질)	0.3~0.08%
여성 감염자 ↔ 남성파트너 (음경-질)	0.38~0.04%
남성 감염자 ↔ 여/남파트너 (음경-항문)	~1.4%

다른 STI가 공존하는 경우 HIV감염 위험은 더 증가하는데, 새로운 HIV감염의 약 10%는 임균 또는 클라미디아 감염에서 기인한다. HIV감염인의 파트너 또는 HIV감염에 상당한 위험이 있는 성적으로 활동적인 사람(익명의 파트너와 보호되지 않은 성관계를 하는 사람)에게는 PrEP이 권고된다. 매일 HIV 항바이러스제를 복용하는 방법인데, 이 경우 콘돔 사용률이 떨어져 오히려 더 자주 STI를 검사할 것을 권고한다.

(2) 직장 및 구인두 검사의 중요성

직장 임질과 클라미디아는 HIV감염과 관련이 있으며, 직장 감염이 반복되는 남성은 HIV감염 위험이 훨씬 더 높을 수 있다. 임질이나 클라미디아에 의한 구인두감염은 요도감염의 주요 원인이 될 수 있다. 연구에 따르면 MSM 중 직장 임질과 클라미디아의 유병률은 각각 0.2%~24% 및 2.1%~23%이고 구인두 임질과 클라미디아의 유병률은 0.5%~16.5% 및 0%~3.6%이다. 직장 및 구인두 감염은 무증상인 경우가 많고 비뇨기과에서 흔히 시행하는 소변검사만으로는 임균 및 클라미디아 감염의 약 70%를 놓칠 수 있기에, 항상 항문섹스와 구강섹스에 대한 문진과 검사가 중요하다.

(3) 건강검진 권고안

미국에서의 한 MSM 그룹에 대한 단면연구에 따르면, 지난 3년간 한 번도 STI 검진을 받지 않았다고 응답한 사람은 1/3이었고, 여러 명의 파트너가 있을수록 검사를 덜 받았다. 의료인은 항상 요도분비물, 배뇨곤란, 궤양, 발진, 림프절종대, 직장염의 항문직장증상(항문분비물, 항문 출혈 ,배변 시 통증 및 항문섹스 중 통증)을 질문해야 한다. 그렇지만 무증상인 경우도 많기 때문에 정기적인 검진이 중요하다. 모든 성적으로 활발한 사람은 좌측 하단 표의 항목에 대한 검사를 최소 1년에 한 번 받을 것을 권고하며, 6개월이나 3개월마다 받는 경우 조기 진단과 전파 예방의 이득이 높아진다. PrEP을 시행하고 있는 대상자는 6개월에서 3개월에 한 번 검진이 필요하다.

STI 종류	권장 검사	시기
HIV	혈액	초회, 6개월 총 2회
매독	혈액	
임질, 클라미디아	소변 PCR	지난 1년간 항문삽입 경험이 있을 때(콘돔 사용 여부와 관계없이)
	직장 PCR	지난 1년간 항문삽입을 받은 경험이 있을 때(콘돔 사용 여부와 관계없이)
	구인두 PCR	지난 1년간 구강삽입을 받은 경험이 있을 때 (콘돔 사용 여부와 관계없이)
B형간염	혈액	초회, 2개월, 6개월 총 3회
C형간염	혈액	18세 이상 누구나, 한 번도 받아본 적 없을 때, 이후 최소 1년에 한 번
HPV	직장수지 검사(내진)	지난 1년간 항문삽입을 받은 경험이 있을 때
HSV	혈액	이전에 진단되지 않은 생식기감염 증상이 있는 경우 보인 여부 확인을 원할 때

(4) 장 감염

개도국의 수인성 이질로 알려진 시겔라 소네이균, 시겔라 플렉소네리(Shigella flexneri) 등이 MSM에서 보고되면서 장 관련 감염이 성매개로도 전파될 수 있다고 알려졌다. 대장균, 캄필로박터 제주니, 캄필로박터 콜리 등의 장염, HAV 바이러스, 람블편모충과 이질아메바 등의 기생충감염도 성매개 전파가 가능하므로, 여행이나 음식과 연관되지 않은 장염 시에는 성행동에 대한 문진과 보고를 염두에 두자.

여성과 성관계하는 여성, 여성 및 남성과 성관계하는 여성(WSWM)

레즈비언과 양성애 여성은 성별정체성과 성행동이 다양한 그룹일 수 있다. 위험 행동의 종류도 다양할 수 있다. 기존 연구 대부분에서 여성 파트너와 성관계할 때 보호장구(핑거돔이나 라텍스장갑, 섹스토이에 콘돔 착용, 덴탈댐 등)의 사용 빈도가 아주 낮았다. 성매개감염률은 WSW가 가장 낮고, WSWM(women who have sex with women and men)은 WSM과 비슷한 수준으로 높으나, 위험 행위의 종류에 따라 감염 종류가 다를 수 있다. 또한 WSW로 정체화한 여성도 과거에 남성과 섹스한 경험이 있을 수 있고(보고에 따라 53~97%) WSW의 5~28%는 작년에 남성과의 성경험이 있었다고 보고되기에, 현재의 파트너 성별에 따라 위험이 더 적다고 단정 지으면 안 된다.

(1) HPV

HPV는 외음부 사마귀와 자궁경부암, 질암 등의 원인이 되는 바이러스로, 피부 접촉과 질 분비물을 통해 전파될 수 있다. HPV는 WSW 13%~30%의 자궁경부, 질 및 외음부에서 검출되었으며 섹스토이를 통한 감염도 보고된다. 평생 남성과 성관계를 한 적이 없다고 보고한 WSW 중 26~42%가 HPV에 대한 항체가 있었다. WSWM은 여성 파트너와 남성 파트너 모두로부터 HPV에 감염될 위험이 있으므로 자궁경부암에 걸릴 위험이 있다. 따라서 정기적인 자궁경부암 검진은 성적지향이나 실천에 관계없이 모든 여성에게 권고된다. WSW와 WSWM 여성의 자궁경부암검진 수진율이 낮기 때문에 자궁경부암 유병율이 더 높게 보고되는 사례도 있는데 이것은 중요한 보건 문제이다. 우리나라에서는 2년에 한 번(짝수년생은 짝수년에, 홀수년생은 홀수년에) 무료건강검진이 제공된다.

(2) HSV

HSV(Herpes Simplex Virus, 헤르페스 바이러스)는 구강 및 성기 헤르페스(포진과 궤양을 동반하는 반복되는 피부 병변과 통증)를 일으키는 바이러스로, 구강형(HSV-1)과 성기형(HSV-2)으로 나뉘나, 현재는 구강 성교의 증가로 구분이 명확하지 않다. 2001~2006년에 이루어진 미국의 성인 설문조사에 따르면 한 해 동성 파트너를 보고한 여성 중 30%, 일생 동안 동성 파트너를 보고한 여성 중 36%, 평생 동성 파트너가 없었다고 한 여성 중 24%에서 HSV-2 혈청검사 양성(보균 상태)이 나타났다. WSW와 WSWM 사이에서 상대적으로 빈번한 구강성교 관행에 따라 HSV-1 생식기감염의 위험이 더 높을 수 있다. 따라서 HSV-1 및 HSV-2는 여성 파트너 사이에서 발생할 수 있다.

(3) 그 외 세균성 STI

트리코모나스, 매독, 클라미디아의 전염은 보고되고 있다. WSW와 WSWM으로 정체화한다 하더라도 이전의 남성 파트너로부터 전염이 있을 수 있다. 임질에 대한 데이터는 부족하다.

(4) 세균성 질염

이성애자 여성에 비해 오히려 세균성 질염의 빈도는 높다. 여성 파트너끼리 비슷한 종류의 유산균총을 공유한다는 보고들을 고려할 때, 그동안 STI로 분류되지 않았던 세균성 질염이 성행위와의 연관 있을 것으로 생각된다. 무증상 세균성 질염에 대한 정기적인 검진은 권고되지 않으며, 손이나 섹스토이를 통한 질 분비물 공유를 피해야 한다. 핑거돔이나 라텍스장갑 사용, 섹스토이 공유 피하기 또는 세정 및 건조 후 사용 등의 습관을 권장한다.

(5) 건강검진 권고안(이성애 여성과 동일)

STI 종류	권장 검사	시기
HIV	혈액	13-64세 사이, STI 검사를 받으러 내원한 경우
매독	혈액	위험 요인이 있을 때(성노동, 유병율이 높은 지역, 교정시설)
임질, 클라미디아	질분비물 PCR	성적으로 활발한 25세 미만의 여성과, 위험 요인이 있는 25세 이상의 여성 (새로운 파트너, 1명 이상의 파트너, 파트너의 STI 사실을 알았을 때) 1년에 한 번, 치료 후에는 3개월 뒤 한 번 더
트리코모나스	질분비물	위험 요인이 있을 때(성노동, 유병율이 높은 지역, 교정시설) 질염 증상이 의심될 때
B형간염	혈액	위험 요인이 있을 때(보균자 파트너, 지난 6개월간 1명 이상의 성 파트너, STI 검사를 받기 위해 내원했을 때, 정맥약물 사용자)
C형간염	혈액	18세 이상 누구나, 한 번도 받아본 적 없을 때
HPV 또는 PAP	자궁경부 도말	20세부터 2년마다 한 번
HSV	혈액	이전에 진단되지 않은 생식기감염 증상이 있었던 경우 보인 여부 확인 원할 때

트랜스젠더 및 논바이너리

트랜스젠더 및 논바이너리로 정체화하는 사람은 시스젠더 남성 또는 여성, 트랜스젠더, 논바이너리 등 다양한 사람과 성관계를 가질 수 있다. 따라서 이들 그룹에서는 문진 시 성적 행위 및 현재의 트랜지션 상태, 현재 가진 해부학적 성기와 사용 여부를 포괄적으로 확인하는 것이 필요하다.

(1) 트랜스젠더 여성

미국 기준으로 트랜스젠더 여성은 14%가 감염인으로, 가장 높은 HIV 유병율을 보여준다. 임질 및 클라미디아 발병율과 유병율은 시스젠더 MSM과 비슷하다.

성확정수술을 받지 않아 기능적인 페니스를 유지하고 있는 상태에서는 구강, 음경-질, 음경-항문섹스 및 항문삽입섹스를 받는 것이 가능하다. 성확정수술을 받은 경우 어떤 조직을 이용하여 질성형수술을 받았는지가 중요하다. 음경과 음낭의 피부 또는 대장, 복막 조직의 일부를 사용할 수 있다. 질성형수술을 받은 트랜스젠더 여성은 질, 구강 또는 항문섹스를 할 수 있다.

신생 질에서의 STI는 드물지만 보고되고 있는데, 피부로 만든 경우 HSV, HPV, 사마귀, 클라미다아, 임질 등이, 대장으로 만든 경우에는 임질이, 복막으로 만든 경우에서 클라미디아가 보고된 바 있다. 대장을 이용한 경우 장에 생길 수 있는 염증성 장질환, 용종, 선암 등도 고려해야 한다. 성확정수술을 받았더라도 전립선은 남아 있기 때문에 전립선암에 대한 검진이 필요하다.

(2) 트랜스젠더 남성

트랜스젠더 남성의 HIV 유병율 추정치는 약 2%이다. 그러나 시스젠더 남성과 성관계를 갖는 트랜스젠더 남성은 HIV감염률이 더 높을 수 있다. 임질과 클라미디아의 경우 시스젠더 MSM과 비슷한 유병율을 보인다.

트랜스젠더 남성도 트랜지션 여부 및 과정에 따라 해부학적 다양성에 대한 고려가 필요하다. 성기재건술을 받았지만 자궁과 질을 남겨놓은 경우 세균성 STI, HPV, HSV, HIV, 자궁경부암을 모두 고려해야 한다. 남성호르몬치료를 받는 트랜스젠더 남성은 질 점막이 위축·건조되어, 윤활제를 사용하지 않는 질 삽입 섹스를 받는 경우 STI와 HIV감염률이 더 높아질 수 있으므로 꼭 콘돔과 윤활제를 사용해야 한다.

자궁절제술을 하지 않은 트랜스젠더 남성은 자궁경부암 검진이 필요한데, 검사의 불편(질위축 및 질입구협착) 및 의료인의 지식 부족으로 그 접근성은 굉장히 낮은 것이 현실이다. 질위축은 검사 결과에 혼란을 주기도 하는데, 자궁경부암 세포진검사에서 위양성이 나올 수 있기 때문에 HPV 검사를 이용한 검진을 추천한다.

(3) 건강검진 권고안

STI 종류	권장 검사	시기
HIV	혈액	전 연령에서 권고, 주기는 위험 요인에 따라 고려
매독	혈액	위험 요인이 있을 때 최소 1년에 한 번 이상
임질, 클라미디아	질분비물	자궁경부가 있는 트랜스젠더 남성 / 질 재건한 트랜스젠더 여성 성적으로 활발한 25세 미만, 25세 이상은 위험 요인이 있을 때(새로운 파트너, 1명 이상의 파트너, 파트너의 STI 사실을 알았을 때) 1년에 한 번 / 치료 후엔 3개월 뒤 한번 더
	직장항문	지난 1년간 항문삽입을 받은 경험이 있을 때(콘돔 사용 여부와 관계없이)
트리코모나스	질분비물	위험 요인이 있을 때(성노동, 유병율이 높은 지역, 교정시설) 질염 증상이 의심될 때

B형간염	혈액	위험 요인이 있을 때(보균자 파트너, 지난 6개월간 1명 이상의 성 파트너, STI 검사를 받기 위해 내원했을 때, 정맥약물 사용자)
C형간염	혈액	18세 이상 누구나, 한 번도 받아본 적 없을 때
HPV 또는 PAP	자궁경부 도말	20세부터 2년마다 한 번
HSV	혈액	이전에 진단되지 않은 생식기감염 증상이 있었던 경우 보인 여부 확인 원할 때

성소수자의 가족계획

성소수자의 가족계획은 진료실에서 잘 다뤄지지 않는 주제이며, 당사자도 본인과 관계없는 일이라고 생각하는 경우가 많다. 보조생식기술의 발달로 많은 가능성이 생겨났지만 법과 제도, 비용 등의 장벽 때문에 시도할 수 있는 선택지가 적은 것도 사실이다. 기술적으로는 다음 표와 같은 방법들이 가능하다. 그러나 현재 우리나라 법에서 제3자 생식기술(대리모)과 혼인관계 외 보조생식술이 불가능하고, 동성혼이 허용되지 않는 상황이라 결과적으로 트랜스젠더 남성이 혼인관계에서 정자 공여를 받는 방법만이 가능하다(표의 음영 칸).

하지만 국제결혼 및 해외를 이용한 보조생식기술의 증가로 다양한 실천이 늘어나는 상황이며, 외국에는 이미 성소수자의 가족구성권, 성소수자 가족의 역동 및 정신건강 등에 대한 논의가 활발하게 진행되고 있다. 변화하는 지형에 대한 다각도의 법적, 제도적, 의료적, 윤리적 논의가 필요하다.

정체성	성적 지향	보관	파트너	가능한 생물학적 방안	혼인/입양
MTF	이성애자	정자	정자	난자공여 + 본인 또는 파트너 정자 → 시험관 시술 → 대리모 임신	성별정정 후 가능
	레즈비언	정자	난자, 자궁	시험관시술 → 파트너가 임신	성별정정 전 가능
FTM	이성애자	난자	난자, 자궁	정자공여받아 시험관시술 → 파트너가 임신	성별정정 후 가능
	게이	난자	정자	시험관 시술 → 대리모 임신 자궁난소절제술을 안 한 경우 본인 임신 가능	성별정정 전 가능
시스젠더 여성	레즈비언	난자, 자궁	난자, 자궁	정자 공여받아 시험관 시술 → 둘 중 임신	불가능
시스젠더 남성	게이	정자	정자	난자공여+본인 또는 파트너 정자 → 시험관 시술 → 대리모임신	불가능

삶의 즐거움을 높이는 성 건강

성관계는 누구와 어떻게 하든 삶의 즐거움이어야 한다. 환자의 섹슈얼리티와 성적 실천을 아는 것은 성적 만족과 성 건강을 위한 예방적 조치(검진, 위험 저감 활동, 백신접종 등)에 있어 중요하기에 성소수자의 경우에도 성경험은 병리와 감염에 초점을 맞출 것이 아니라, 성적 만족과 건강을 증진시키는 일에 중점을 두어야 한다. 성 건강에 대해 언급하지 않는 것은 성이 여전히 의학에서조차 터부시되고 있다는 메시지를 환자와 사회에 주는 것이다. 성 건강은 보건의료체계의 하나이며, 성 건강과 성적 만족은 건강의 핵심 요소이다. 성 건강을 증진하기 위해 의료인과 내담자가 파트너 관계를 맺어나가는 것은 환자 중심적이고 전인적인 의료의 중요한 시작점이 될 것이다.

9장

성소수자의 감염병 예방과 치료

김태형

김태형

순천향대학교 서울병원 감염내과 의사. 1993년 서울대학교 의과대학을 졸업하고, 서울의료원 내과와 서울아산병원 감염내과에서 수련을 받은 후 캐나다 맥마스터 대학교(McMaster University) 감염내과/병리과에서 근거중심의학 연구를 배웠다. 일하는 병원이 용산구에 있다 보니 주로 찾아오는 환자들이 이태원 일대의 성소수자와 HIV/AIDS 감염인이었다. 또한 일반적으로 다른 대학교병원에서 꺼리는 복잡한 협진이 요구되는 수술감염 환자들이 많다 보니 어느덧 관심 있는 환자만을 보는 의사가 아니라 찾아오는 환자들의 의사가 되어주는 일을 했다. 다양한 처지의 환자에게 차별 없는 진료와 협진을 할 때, 병원의 안전을 위한 감염관리 활동을 할 때, 의과대학 학생들이 좋은 의료인이 되도록 가르칠 때 가장 보람을 느낀다.

감염병의 원인은 사람이 아니라 미생물이다

감염병은 미생물이 사람을 감염시켜서 나타나는 질병이다. 미생물의 병원성이 강하거나 사람의 면역이 취약할 때 발병한다. 의사는 원인 미생물의 특성과 감염된 장기의 특성에 따라서 질병을 분류하고 편견 없이 치료할 따름이지만, 어떤 사람들에게 주로 그 질병이 확산되고 발현하는가에 따라서 사회문화적 편견과 낙인이 역사적으로 생겨났다. 오늘날에도 정치적인 진영논리에 따라서 감염병을 해석하는 것이 낯설지 않지만, 감염병의 원인이 미생물이라는 점은 분명한 사실이기에 예방과 치료에 있어서 필요한 것은 오직 과학적 접근이다. 이러한 관점은 성소수자의 감염병 예방과 치료를 위한 진료에서도 동일하게 적용되어야 한다. 감염병이 발생하고 확산되는 것에 대해서 전근대적인 가치관으로 성소수자 등 특정 집단을 희생양 삼아서는 안 된다.

감염병을 이해하려면 관련성과 위험인자, 인과관계의 차이를 꼭 알아야 한다. 질병의 원인에 있어서 '관련성(association)'이란 오랜 관찰의 결과로 보이는 것을 말한다. 이를테면 여성이 방광염이 더 많이 발생하는 것, 흡연이 폐암과 관련이 있는 것, 남성과 성관계를 하는 남성(MSM) 중 HIV감염이 더 많은 것 등이다. 그중에서 교정이 가능하다고 보는 관련성을 '위험인자(risk factor)'라고 한다. 예컨대 금연이 가능하기 때문에 흡연은 폐암의 위험인자다. 그러나 여성에게 방광염이 더 많이 발생해도 방광염을 예방하기 위해서 여성을 남성으로 교정할 수는 없다. 때문에 방광염에 있어서 여성은 관련성일 뿐이지 위험인자라고 하지 않는다. 마찬가지로 MSM도 HIV감염의 위험인자라고 할 수 없다. 콘돔을 사용하는 MSM이라면 복수 파트너와 성관계를 하더라도 HIV감염이 되지 않을 것이고, 콘돔을 사용하지 않는 성관계를 한다면 남성이 여성과 성관계를 하더라도 HIV감염이 될 수 있기 때문이다.

그러므로 과학이 말하는 '인과관계(causality)'란 결코 관찰되는 모든 관련성을 의미하지 않는다. 예를 들면 어떤 나라에서 소수인종의 범죄율이 높게 관찰된다고 해서 인종을 범죄의 '원인'이라고 하지 않는다. 소수인종에 속하는 사람 중 범죄를 저지르지 않고 사는 사람이 있다면 범죄의 원인은 피부색이 아닌 다른 사회문화적 취약성에서 찾아야 한다. 그 취약성을 바탕으로 범죄를 줄이고자 하는 보편적인 노력을 해야지 인종의 분포를 통제하려고 해서는 안 된다. 마찬가지로 특정 사회적 집단이 한 질병에 대해서 관련성이 높다면, 그 집단이 해당 질병에 취약할 수 밖에 없는 여러 가지 사회·경제·문화적인 배경을 이해하고 예방과 치료를 도우려고 하는 것이 의학의 진정한 사명이다.

감염병 예방: 관련성을 고려한 예방접종

생물학적 나이와 지정성별

의사는 찾아오는 환자를 반드시 분류한다. 의학이 기반하는 과학적 사고가 나이와 성별을 근거로 한 관찰에서 시작하기 때문이다. 사람은 나이에 따라서 각기 다른 다양한 질병의 위험에 노출된다. 예컨대 노인은 면역력이 약해져서 다양한 감염병에 대한 위험이 증가한다. 나이에 따른 감염 위험도는 성소수자이든 아니든 공통적으로 고려해야 한다.

태어나서부터 19세까지는 대부분 출생 후 관리, 학교를 통해 정해진 일정에 따른 예방접종을 받기 때문에 여기서 다루지 않는다. 그러나 19세부터 65세까지는 보건당국에서 예방접종을 의무적으로 권고하지 않기에, 생물학적 나이와 지정성별에 따라 권고되는 예방접종을 소개하고자 한다.

군입대를 하는 현역병(주로 지정성별 남성)은 Tdap(파상풍, 디프테리아, 백일해 백신), A형간염, 수막알균(수막구균 백신), 인플루엔자,

MMR(홍역, 유행성이하선염, 풍진 백신), 장티푸스, 신증후군출혈열 등의 예방접종을 받게 되나, 임신 후기 임신부에게 Tdap을 권고하는 것 외에 지정성별 여성과 그 외는 따로 관리되지 않는다. 대한감염학회 등이 학술적으로 권고하는 바[1]와 국가에서 필수적인 예방접종으로 정하고 무상으로 지원하는 바(국가예방접종 프로그램, National Immunization Program, NIP)는 차이가 날 수 있다. 따라서 본인의 상태에 따라서 필요한 예방접종을 내과, 소아청소년과, 가정의학과, 산부인과, 이비인후과, 비뇨의학과, 피부과 등 병의원에서 확인할 수 있다.

예방접종에 나이 구분이 존재하는 이유는 각 백신이 사용 승인을 받는 과정에서 임상 연구의 대상이 되었던 연령군이 정해져 있었기 때문이다. 가령 식약처가 대상포진 백신을 주로 60세부터 권고하고 50세부터도 희망하면 쓸 수 있도록 허가한 이유는 해당 연령군을 대상으로 임상실험을 하여 그 효능과 안전성을 입증했기 때문이다. 그렇기 때문에 추천 나이군 외에서도 의사가 해당 감염의 위험이 높다고 판단하면 개별적으로 예방접종을 권고할 수 있다. HPV 백신의 경우, 개발 초기에는 여성 소아청소년을 대상으로 접종하여 여성의 자궁경부암 예방의 효능과 안전성을 조사했기 때문에 성생활을 시작하는 12~26세 여성에게 접종을 권고했다. 남성을 대상으로 한 연구는 이보다 부족했으나, 이후 남성 성기암 예방이나 남성의 접종을 통한 여성의 자궁경부암 예방에 관한 부가적인 이득을 감안하여 권고하기 시작했다. 남성 성소수자나 트랜스젠더 여성, HIV감염인도 HPV 관련 성기암의 빈도가 높을 수 있다는 관찰에 근거해서 좀 더 적극적인 백신 접종을 권고한다. 그렇지만 NIP로 지원하지 않는 예방접종은 의학적인 이득에도 불구하고 환자에게 비용이 상당한 부담이다. 따라서 건강보험, 보건소 외에도 다양한 사회 공적 자원이나 후원 등으로 이를 지원해야 한다는 사회적 과제가 있다.

개별적인 면역 여부

A형간염, B형간염, 홍역, 유행성이하선염(볼거리), 풍진, 수두와 같은 질병은 주로 18세까지의 소아청소년기 NIP로 예방접종을 받아 대부분의 성인은 면역이 되었다. 그렇지만 이 감염병들은 어린 시절 접종한 백신의 효능이 나이와 함께 소실되면서 성인이 되어 찾아올 수 있는 질병이기도 하다. 특히 간염은 혈액이나 성관계를 통해서도 전파될 수 있기 때문에 성적으로 활발한 나이군에서는 A형간염, B형간염 면역 상태를 검사하고 다시 백신을 맞는 것을 권고한다. 일반적인 건강검진, 채용검진에서 흔히 B형간염은 검사하지만 A형간염은 빠져 있기 때문에 혈액검사나 건강검진을 받을 경우 이를 포함해 검사할 것을 권고한다.

A형간염은 주로 오염된 음식을 통해서 전파되기에 매년 봄, 여름에 유행한다. 건강하고 젊은 사람도 심한 황달이나 위중한 상태가 되기도 하기에 각별한 주의가 필요하다. 주된 초기 증상이 발열과 설사이기 때문에 HIV 초기 감염과도 감별이 필요하다. 보균자

는 주로 장과 혈액에 바이러스가 있어 보균자와의 밀접한 질, 항문, 구강 성관계를 통해서도 전파가 가능하기에 백신을 통한 예방이 최선이다. 2015년 이후 영유아기에 NIP로 접종하고 있지만 성인들은 대부분 예방접종을 받지 않았기 때문에 면역이 없다. 40~50대 이후 성인들은 어린시절 다양한 감염으로 평생 자연면역을 가지고 있기도 하지만 1980년대 이후 위생이 좋아지면서 이러한 자연면역 세대도 점점 줄어들고 있다.

B형간염은 수혈, 수술, 시술, 주사 마약과 성관계를 통해 전파되기 때문에 역시 항체가 음성이면 성인기에 재접종하는 것을 권고한다. PrEP을 받는 성소수자의 경우 이 약제가 B형간염을 예방할 수 있는 이득도 있지만 내성 B형간염도 많이 존재하기 때문에 항체가 없다면 백신을 강력하게 권고한다. HIV감염인의 경우는 역시 치료제가 일부 B형간염 치료제로도 사용되지만 내성 때문에 각각의 치료를 따로 해야 하는 불리한 점도 있기 때문에 HIV 치료를 받는 환자는 더 적극적으로 B형간염 예방이 필요하다.

백신에 의한 면역은 100%가 아니기 때문에 백신을 접종해도 항체형성이 되지 않는 '면역소수자'들이 존재한다. 특히 고령이거나, 만성질환자이거나, HIV감염이 있다면 그럴 위험이 높다. 이러한 사람에게는 각자 처한 위험의 정도에 따라서 의사와 재접종을 상의해서 결정한다. 1~3회의 추가 접종(부스터) 또는 2배 용량 추가 접종을 의사의 경험과 재량에 따라서 권고한다. 여러 전문기관의 지침은 어떠한 한 가지 방법을 일률적으로 권하기보다 의사의 개별화된 판단을 권고한다. 예를 들면 직업적으로 환자의 혈액에 자주 노출될 수밖에 없는 의사라면 여러 번 추가 접종을 통해서 항체를 형성하도록 할 것이다. 또한 HIV감염인이라면 면역의 지표인 CD4 T세포가 낮을 때 백신의 효능이 낮기 때문에 CD4 T세포가 개선된 이후에 재접종을 하는 등 개별화된 판단을 할 것이다.

홍역, 볼거리, 풍진, 수두의 경우 모든 성인 국민을 대상으로 면역 상태를 확인하고 백신을 맞는 것을 권고하지 않는다. 그러나 병원 종사자, 환자를 돌보는 직업군, 미생물 실험실 종사자 등 직업에 따라서 이를 권고할 경우 항체 검사를 하고 추가 접종을 권고한다. 우리나라에서는 2000년대 초반에 홍역이 종식되었으나 성인기에 면역이 소실되는 상황에서 해외에서 유입된 환자들에 의해서 재유행을 경험한 바가 있었는데 MMR 백신(홍역·볼거리·풍진 혼합백신)을 초등학교 입학 때 의무화하는 등의 노력을 통해 극복했다.[2] HIV감염인들도 질병에 걸릴 위험 때문에 권고하지만 MMR 백신과 수두 백신은 모두 생백신이기 때문에 CD4 T세포가 개선된 이후 접종할 것을 권고한다.

기저질환과 개인적인 특성

나이나 성별, 면역에 따른 백신과 겹치는 영역이기도 하지만, 개개인의 만성질환 여부에 따라서 추가적으로 필요한 예방접종이 있다. 특히 HIV감염/에이즈, 당뇨병, 만성폐질환, 천식, 무비증, 만성콩팥병, 장기이식, 악성종양, 면역억제치료사 등의 만성질환이 동반된 사람은 젊더라도 65세에 권고하는 폐렴사슬알균 백신이 필요하다. HIV감염/에이즈와 장기이식 환자들의 경우 많은 지침서에서 수막알균 백신을 권하지만 비용 때문에 위험의 정도와 우선순위를 정해야 할 수도 있다. 군대나 학교 기숙사와 같이 단체 생활을 하는 사람이나 유행국가 여행자에게는 수막알균 백신을 강력하게 권고한다. 그 밖의 기저질환이나 해외 여행에 따른 일반적인 예방접종 지침은 대한감염학회 성인예방접종 가이드라인 웹사이트(https://www.ksid.or.kr/data/sub07.html)와 질병관리청 해외감염병 웹사이트(http://해외감염병now.kr)를 참고한다.

성소수자의 예방접종

호르몬치료를 받고 있는 성소수자의 건강상태에 따른 일률적인 예방접종에 대한 권고는 아직까지 부족하다. 이는 호르몬치료나 성별재지정수술을 받는 사람들에게 특정 감염병에 대한 위험이 더 크다고 말하기 어렵기 때문일 것이다. 그렇기 때문에 나이, 흡연 여부, 동반 만성질환, HIV감염 여부 등 더 직접적으로 감염병의 위험이 되는 위험인자에 따라서 개인마다 적절하게 백신을 권고한다.

성매개감염병 예방을 위한 노력

성매개감염병은 반드시 성기에 증상이 있는 것이라고 생각하지만 사실 그렇지 않다. 성매개감염병은 폭넓게 보면 성관계를 통하여 전파되는 모든 감염병을 포괄하기 때문에 전신에 다양한 영향을 미치는 질병군들이 존재한다.

HIV감염/에이즈는 많은 사람들이 잘못 알고 있는 바와 달리 성기에 증상은 전혀 없고 초기에는 발열과 설사, 림프샘염 등 다른 증상만 있다. HIV감염인 성기에 증상이 있다면 오히려 다른 성매개질환을 의심해야 한다. 매독도 성기가 아닌 전신적인 피부발진으로 나타나는 경우가 흔해서 종종 알레르기질환이나 습진 등으로 치료를 받다가 진단되기도 한다. A형간염 또한 주된 증상이 초기에는 설사와 발열, 이후에는 황달이기 때문에 성관계를 통해 전파되는 병이라는 점을 인지하기 어려운 경우도 많다.

한편 이 질병들은 성관계와 무관하게 혈액 노출, 주사 시술, 주사기나 면도기 공유, 오염된 음식물 섭취 등 다른 경로로 전파도 가능하기 때문에 진단이 되었다고 무조건 성매개감염병으로 간주하지 않는다. 성기포진, 질염, 칸디다질염 역시 성파트너로부터 감염된 성매개감염병이 아닌 자가감염의 형태일 수도 있다. 그러므로 의사도, 환자 스스로도 섣부른 판단은 금물이다. 남성의 전립선염은 지표만으로 볼 때 감염의 징후나 염증의 징후가 전무해도 감염 후에 상당한 기간 동안 골반의 통증을 동반하는 경우가 종종 있는데, 이를 과거에는 만성전립선염이라고 했으나 지금은 만성골반통증 증후군이라고 하며 전문적인 통증의학과 치료가 필요할 수 있다.

성기에 증상이 있는 성매개감염은 감기만큼 흔하다는 이야기가 있을 정도로 드물지 않지만, 민감한 부위의 증상이기 때문에 환자들이 의사에게 증상을 말하고 치료받기가 쉽지 않다. 그러나 바이러스성 간염이나 매독, HPV, HIV 등은 방치하면 암이나 전신적인 합병증을 일으키기도 하기 때문에 진료를 받을 때 꼭 의사에게 증상을 알리고 전문적인 도움을 받아야 한다. 과거 성매개감염 경험이 있는 사람, 성관계 파트너가 다수인 사람, 주사기를 공유하는 사람, 남성 성소수자나 트랜스젠더 여성이라면 HIV와 매독을 포함한 성매개감염병 검진을 최소 1년에 한 번 이상 정기적으로 받을 것을 권고한다. 가임 여성이나 남성은 치료하지 않은 성기의 감염병으로 인해서 성기능이나 불임 등의 합병증이 있을 수 있기 때문에 더 주의가 필요하다. HIV감염/에이즈를 포함한 성매개감염병 대부분은 성적지향에 관계 없이 콘돔과 같은 도구를 사용하면 안전하게 예방이 가능하다. 하지만 A형간염, B형간염, HPV감염과 같이 백신을 통해 예방 가능하거나 HIV감염과 같이 약물 예방도 가능한 경우가 있다.

성폭력이나 성적 학대로 인해 성매개감염이 발생할 수 있다. 따라서 의사는 법률적인 근거 수집을 위해 진료할 뿐만 아니라 피해자의 성매개감염병을 검사하고 예방적 항생제를 처방하기도 한다. 누구라도 강요된 성관계의 피해자가 되었을 경우, 성관계를 통해서 얻을 수 있는 감염원인 HIV, 간염, 매독에 대한 혈액검사와 함께 소변, 질분비물 검사를 즉시 받고 각각의 잠복기에 따라서 다시 검사하고 치료받는 것이 필요하다.

HIV감염/에이즈의 치료와 예방

1997년부터 효과적인 고강도레트로바이러스 치료(highly active anti-retroviral therapy, HAART)의 시대가 시작되면서 HIV감염/에이즈는 적극적인 치료로 관리가 가능한 만성질환이라는 과학의 답이 나왔다. 최초로 성공한 치료는 세 가지 약제의 병용요법이었고[3] 이후 점점 독성이 덜하고 먹기 편리한 약으로 교체되면서 현재는 단일복합정제 한 알로 치료가 되는 시대를 살고 있다. 약제의 독성 문제도 해결되어서 처음에는 CD4 T세포가 떨어질 때까지 기다렸다가 치료하는 전략을 사용했으나 2014년 이후는 진단과 즉시 치료를 권고한다.[4] 약제는 뉴클레오시드 유도체 역전사효소억제제(nucleoside reverse transcriptase inhibitors, NRTI), 비뉴클레오시드 유도체 역전사효소억제제(non-nucleoside reverse transcriptase inhibitors, NNRTI), 단백분해효소억제제(proteinase inhibitors, PI), 통합효소억제제(integrase strand transfer inhibitors, INSTI) 등이 다양하게 병합 사용되고 있다. 치료의 1차적인 목적은 혈액에서 바이러스 역가를 미검출로 억제하는 것이고 2차적인 목적은 CD4 T세포를 개선시키는 것이다. 그 결과 면역 저하로 인한 기회감염과 기회암을 예방하고 동반된 만성질환을 같이 치료해서 사회적으로 재활하도록 한다. 이 치료는 현재 내과계 중증 만성질환 가운데 가장 효과적으로 장기생존을 가능하게 한 성공적인 약물 치료가 되었다. 한편 이 질병의 예방에 대해서는 다음의 세 가지 근거 있는 진략이 존재한다.

감염인의 치료는 곧 파트너의 예방이다

HIV감염 전파의 가장 중요한 요소는 사람의 체액에 존재하는 바이러스의 양이다.[5] 그렇기 때문에 기존 HIV감염인을 치료하면 전파가 차단되므로 "치료가 예방이다(treatment as prevention, TasP)"라는 전략이 성립한다. 진단과 동시에 바로 시작하는 치료는 감염인 생존에 이득이 있을 뿐 아니라 전파도 차단된다. 효과적인 의학의 발전 덕분에 이제는 "U=U(바이러스 미검출[undetectable]이면 감염불가[untransmittable])"라는 단계에 도달했고, 세계적인 에이즈 예방캠페인의 명예로운 푯대가 되었다. 이는 파트너 중 한 사람은 약물치료로 바이러스 미검출 상태인 HIV감염인이고 다른 한 사람은 감염인이 아닌 이성커플과 남성 동성커플이 콘돔을 사용하지 않은 성관계를 했을 때 양쪽 모두 HIV감염의 전파가 이뤄지지 않았다는 관찰 결과를 근거로 한다.[6] 여전히 콘돔 사용과 같이 안전한 성생활을 위한 노력은 필요하지만 최소한 치료를 잘 받는 사람은 에이즈를 전파시키지 않는다. 여러 나라의 치료 지침은 어느 때보다도 빠른, 심지어 진단과 함께 치료를 시작할 것을 권고한다.

응급 상황의 HIV 노출 후 예방

HIV감염인의 혈액이나 체액에 의료진이 노출되거나 HIV감염인과 안전하지 못한 성관계로 인해 노출된 경우, 노출 후 예방(post-exposure prophylaxis, PEP) 약물을 72시간 이내 한 달 동안 사용하여 예방한다. 첫 HIV 치료제가 나왔을 당시 임신한 HIV감염인이 분만 시기에 HIV PEP 덕분에 태아감염을 차단할 수 있게 되면서 그 잠재적 효능을 추정했다.

자기주도형 예방법인 노출 전 예방[7, 8]

연구 결과에 따르면 HIV 고위험군인 비감염인이 성생활을 하는 동안 노출 전 예방(PrEP)약을 매일 또는 필요에 따라서 일정한 스케줄대로 복용함으로서 HIV감염을 80~90%에 가깝게 예방할 수 있었다.[9, 10, 11, 12] 이를 근거로 대한에이즈학회는 2017년에 ① 성적으로 활동적인 MSM ② HIV 혈청학적 불일치 이성애자 커플 ③ 정맥주사 약물 남용자 등 3군을 고위험군으로 정의했고 이들에게 PrEP를 권고했다. 그러나 건강보험심사평가원은 2019년 "고위험군 HIV-1 비감염자의 HIV-1 노출 전 감염 위험 감소(목적으로), 감염인의 성관계 파트너"에 한해서만 급여를 인정했다. 예방 목적의 약물 사용을 급여로 인정한 것은 매우 파격적이라고는 하지만 대한에이즈학회의 기준에 비해서는 그 폭이 너무 좁다. 그러므로 PrEP을 희망하는 사람들은 보험급여 기준에 따라 "HIV감염인의 파트너"라고 고지한 경우만 급여처방을 받을 수 있다. 이러한 보험 기준은 학회 권고안과 같게 개선될 필요가 있다. PrEP은 의사가 권고하는 치료와 달리 HIV감염 위험이 높은 사람의 자발적인 예방이다. HIV감염/에이즈는 치료와 관리가 가능하고 게다가 효과적인 PrEP 덕분에 점진적인 질병 퇴치도 목전에 두었기 때문에 에이즈와 관련한 사회적 낙인은 사라져야 한다.

매독: 다단계로 찾아오는 감염병을 이해하고 대처하기

매독은 성관계를 통해서 처음 감염되면 아주 짧은 기간 동안 성기의 굳은 궤양 형태로 1기 매독이 발생하고, 수 주 후 전신적인 감염으로 이어져 손발바닥과 몸통에 구진 모양의 반점이 발생한다. 그러나 이후에는 증상이 없는 무증상 잠복감염 상태로 진행하여 검사하지 않는 한 알 수 없는 병이다. 매우 극소수의 사람들이 수년, 수십 년 이후 이 병으로 인한 만기 증상적 합병증인 뇌매독, 심혈관 매독이라는 병이 발병하여 수막염, 마비, 대동맥질환 등의 증상이 나타날 수 있다.

매독은 HIV감염이나 바이러스성 간염과 함께 성관계를 통해서 전파 가능한 질병이고 특히 HIV감염과 동반감염 위험이 높기 때문에 이 병을 의심할 때는 반드시 HIV감염 여부를 같이 검사해야 한다. 매독 치료 이후 재발 없이 잘 치료되었는지를 검사할 때도 HIV감염은 항상 같이 검사해야 한다. 즉 성별이나 성정체성, 성적지향과 무관하게 매독과 HIV감염을 같이 검사하여 함께 치료하고 예방하는 것이 매우 중요하다. 마찬가지로 HIV감염인 또한 매독 감염 여부를 항상 같이 검사하는 것이 본인과 파트너, 배우자의 건강을 위해서 중요하다.

만약 에이즈에 걸렸다면 어떻게 해야 할까

옛말에 병은 널리 알리라는 말이 있다. 주변 사람들의 따뜻한 조언과 도움을 받을 수 있기 때문이다. 그러나 HIV를 가지고 사는 사람들(people living with HIV, PLHIV)은 흔히 처음 질병을 진단받는 힘든 순간조차 가족과 함께하지 못하고 쓸쓸하게 보내기 쉬운 것이 현실이다. 함께하는 의사로서 이 같은 현실이 매우 안타깝다. 그러나 질병을 극복하는 방법은 그 사람이 성소수자라도, 어떤 사회적 소수자라도 다를 리가 없어야 한다.

어느 날 내가 말기암 환자가 되었다고 상상해보자. 그 경우 나를 도와줄 수 있는 사람들을 만나고 지지해줄 수 있는 자원을 확보하는 것이 가장 중요하다. HIV감염/에이즈라고 예외가 아니다. 부모님, 배우자, 파트너, 친한 친구 등 도와줄 이들이 당연히 필요하다. 성소수자가 처음부터 부모의 지지를 받기 어려울 수 있지만 필자의 다년간 경험으로 볼 때 세상의 많은 부모는 성소수자인 자식이 아픈 것을 속상해하고 걱정하며, 의사에게 꼭 잘 치료해달라고 부탁한다. 이 때문에 인생에 한 번은 털어놓을 용기가 필요하다. 건강할 때는 다른 사람의 도움이 필요 없을 수도 있지만, 가령 진행된 에이즈의 경우 장기간 입원 치료를 해야 할 수도 있고 치명적인 상태에서 중환자 치료가 필요할 수도 있어서 혼자만의 힘으로는 부족하다.

사회적 자원도 중요하다. 회사 복지 제도, 각종 보장성 보험 등

동원할 수 있는 모든 사회적 자원을 잘 챙기자. 외국인 거주자이거나 직업이 없는 사람이라면 우리나라 건강보험(직장, 지역)에 가입하기 위해 최선을 다해야 한다. HIV감염/에이즈는 과학적 해법이 있는 만성질환에 불과하지만 건강보험과 지자체 보건 당국의 지원 없이 100% 자비로 치료하는 것은 큰 부담이다. 처음 진단받고 인생이 끝이라도 난 것처럼 좌절하는 환자에게 의사로서 항상 하는 조언은 하던 공부, 일, 연애 등 기존의 생활을 절대 포기하지 말고 더 열심히 하라는 것이다. HIV감염/에이즈는 이제 절대로 죽음에 이르는 병이 아니고 치료만 잘하면 타고난 수명대로 오래 살 수 있기 때문에, 몇 달 후 합병증을 모두 치료하면 이후에는 돈, 생계를 위한 직업, 그리고 사랑하는 사람이 정말 아쉬워지기 때문이다.

HIV감염에 걸려 진료를 받는 성소수자는 의료진에 대해 민감하고 방어적일 가능성이 크다. 2020년 질병관리청은《HIV감염인 진료를 위한 의료기관 길라잡이》라는 지침서를 배포하여 우리나라 모든 의료기관이 차별 없는 진료를 하도록 권장했다. 물론 차별 없는 진료를 해야 할 책임은 전적으로 의료진에게 있다. 하지만 의사나 간호사도 사람이기에 사회적 소수자, 젠더 문제에 대해 다양한 수준의 이해와 경험을 가지고 있을 것이다. 그렇기 때문에 성소수자라면 상대적으로 진료 경험이 많은 전공 분야의 의사를 찾아가는 것도 한 가지 방법이다. 가령 감염내과를 전공한 의사들은 진료 영역의 특성상 다양한 성소수자, 외국인, 사회적 계층에게 발생하는 감염병을 진료하기 때문에 다른 전공 분야의 의사보다 이들에 대한 이해의 폭이 넓을 수 있다. 따라서 다른 진료과의 진료를 보기 전에도 먼저 감염내과를 경유해서 수술이나 암 치료 등에 대한 협의 진료를 소개받는 것이 좋을 수 있다.

의사와 환자의 관계도 상호적이다. 자주 다니기 쉽고, 편안하고, 잘 통하는 병원이나 의료진을 선택할 수 있는 것도 우리나라 의료의 장점이다. 다만 꾸준하게 한 병원 한 의사에게 진료를 받은 환자가 아니라면, 의사 또한 그의 문제를 정확히 파악해서 도움을 주기 어려울 수 있다. 그러므로 자신의 상태를 잘 모르는 의사에게는 더 설명받고 싶은 정보나 진료에서 불만족스러운 부분을 이야기하는 것이 필요하다. 그리고 병원을 옮겨야 할 때는 지금까지 치료받은 의사에게 최대한 많은 정보를 담은 의뢰서를 받는 것이 다음 병원에서 더 나은 치료를 받을 수 있는 길이다. 의사도 다양한 사람을 만나며 성장하고, 지식과 이해의 폭을 넓혀가고, 감수성도 키우는 사람이다. 다소 미숙한 의사와 환자로 처음 만났지만 함께 성숙해 가는 경우도 기대해 볼 수 있지 않겠는가.

10장

성소수자를 위한 건강검진

최예훈

최예훈

산부인과 의사. 2015년 '낙태죄'라는 키워드를 보고 우연히 참석한 '장애/여성 재생산권 새로운 패러다임 만들기' 연속포럼을 계기로 다양한 페미니즘 단체를 알아가고 공부하며 활동을 시작했다. 낙태죄 폐지와 성 재생산 권리 운동의 흐름을 만드는 '성적권리와 재생산정의를 위한 센터 셰어(SHARE)'와 함께하며 활동의 연장으로 의료를 업으로 삼고 있다. 페미니즘을 기반으로 한 의료 실천이란 무엇인가에 대해 질문하며 '살림의료복지사회적협동조합 살림의원'과 '서울시립십대여성건강센터 나는봄'에서 근무했고, 현재 셰어의 연계 클리닉 '색다른 의원'을 운영 중이다.

일상적인 검진조차 받기 어려운 성소수자

이 글에서는 정신건강과 성 건강을 제외한 성소수자의 건강검진에 대해 살펴본다. 현재 건강검진, 암등록통계 등 국가 지침이나 통계는 물론 학회의 지침도 대상자를 단 두 성별로만 분류하기 때문에, 성적지향 및 성별정체성이 건강에 어떤 영향을 줄 수 있는지 정보를 얻기 어렵다. 해외에서는 그동안 수많은 연구를 통해 사회구조적·법적 요인, 낙인과 차별, 역량 있는 의료 서비스 부족 등으로 성소수자의 건강 불균형이 발생한다는 것을 밝히고, 성소수자의 건강 상담과 관련한 지침을 연구해왔다.

예를 들어 레즈비언은 이성애 여성보다 유방촬영, 대장내시경 및 자궁경부세포검사 등 검진율이 더 낮은 것으로 보고되는데, 그 이유로는 파트너 관계를 인정하지 않기 때문에 건강보험 보장을 받을 가능성이 적고 성소수자 친화적이지 않은 의료환경 때문에 일상적인 검진조차 받지 않기 때문이라는 것이다.

특히 비트랜스젠더를 기반으로 한 국가 검진 지침은 호르몬 투여를 받는 사람의 입장에서 비용이 과도하고 효율성이 낮을 수 있다. 트랜스젠더 의료에 관한 많은 국제 가이드라인에서는 생식샘 제거술이나 장기간 호르몬 투여를 받는 경우 평생 건강관리를 받아야 한다고 권고한다. 따라서 임상의는 국가의 근거 중심 지침을 참조해 호르몬 투여가 기초 건강에 미치는 영향을 고려하여 판단할 필요가 있다. 또한 성확정수술을 하지 않은 트랜스남성이나 성확정수술을 한 트랜스여성은 부인과 진찰이 필요하므로 일차 진료를 하는 임상의는 트랜스젠더의 생식기 관련 문제를 숙지해야 한다.

한편 성소수자 모두가 건강의 위험요소를 똑같이 가지고 있다고 전제하지 않는 것이 중요하다. 섹슈얼리티는 누구에게나 고정된 것이 아니라 시간이 지남에 따라 변화할 수 있다는 것을 인지하면서, 미리 가정하지 않는 개방형 질문을 습관화하는 태도가 필요하다. 이는 섹슈얼리티의 유동성을 감각하고 환자의 건강에 대한 평가를 객관화할 수 있는 가장 좋은 방법이라는 것을 기억하자.

심혈관계 건강검진

(1) 레즈비언 및 양성애 여성

몇몇 해외 연구들에 따르면 레즈비언이 이성애 여성에 비해 소수자 스트레스 등으로 흡연율이 높고 알코올 섭취량이 많으며, 과체중 또는 비만일 가능성이 높아 심장질환의 위험이 크다고 한다. 따라서 고혈압, 지질 관련 및 당뇨에 대한 건강검진이 필요하고 금연, 체중 조절 및 건강한 식생활과 운동에 대해 지지적인 조언과 정보를 제공하도록 한다.

의사는 환자가 보다 건강한 생활 방식을 방해하는 요인으로 간주하는 것이 무엇인지 개별적으로 알아보고 문제 해결을 도와야 한다. 예를 들어 두려움 때문에 혼자 운동하는 데 불편함을 느낀다면 관련 커뮤니티를 알아보고 운동 그룹에 참여하여 더 안전하게 신체 활동을 할 수 있도록 제안할 수 있다.

(2) 게이 및 양성애 남성

몇몇 해외 연구들에 따르면 이성애 남성에 비해 게이에게 신체 이미지 문제가 더 흔하여 폭식증이나 신경성 식욕 부진과 같은 섭식장애를 경험할 가능성이 높다고 한다. 무리한 운동과 단백질 보충제 및 스테로이드 사용은 때때로 위험할 수 있다. 또한 게이 역시 레즈비언과 마찬가지로 소수자 스트레스와 관련된 높은 흡연율과 약물 사용 등으로 인해 폐질환과 심장질환을 비롯한 심각한 건강 문제가 발생할 수 있다. 따라서 해외에서는 게이를 대상으로 금연 프로그램을 선별 제공하고, 약물 사용이 직장 및 학교 생활 또는 관계에 방해가 되는 경우 도움을 줄 수 있는 기관에 연결하도록 하고 있다.

(3) 트랜스젠더·논바이너리·다양한 성정체성을 가진 사람

성호르몬이 심혈관 건강 결과의 독립적인 예측 인자라는 분명한 지표가 있음에도 불구하고 심혈관 건강에 대한 성호르몬의 역할은 여전히 불분명하다. 특히 호르몬요법과 관련된 연구를 하는 것은 더욱 어려운 것으로 입증되었다. 연령, 가족력, 흡연, 음주, 비만, 호르몬 제제 종류 및 수준, 수술 전후 관리 등 다양한 변수와 위험요인의 복잡성을 감안할 때 더욱 그렇다. 따라서 의사는 호르몬요법을 시작하기 전에 각 개인의 병력과 위험을 검토하고 치료 기간 내내 지속적으로 평가하는 것이 필요하다. 현재 국가 지침에 따라 체중, 혈압, 흡연, 음주, 수면 습관 상태 등을 평가하고 공복 시 지질 프로파일, 당뇨 스크린 등 기타 진단적 방법을 사용한다. 치료 과정에서 심혈관계 위험을 평가하여 금연, 신체 활동 및 적절한 식단으로 건강한 생활 방식을 권장하고 수면 무호흡증, 약물 남용, 당뇨 및 고지혈증 등 동반 질환 관리와 교육을 통해 위험을 감소시킨다. 심혈관계 질환에 대한 위험 계산은 호르몬요법을 시작하는 연령과 총 사용 기간에 따라 출생 시 지정성별이나 확정성별 또는 둘의 평균을 사용할 수 있다.

이론적으로 호르몬요법의 심리사회적 이점은 스트레스 감소, 신체 이미지 개선으로 인한 더 건강한 생활 방식 선택, 흡연 및 약물 사용 감소, 신체 활동 증가 등을 통해 독립적이고 보호적인 효과를 가질 수 있다는 점 등이다. 사전 동의 과정에서 모든 연령의 트랜스젠더가 호르몬의 장기적인 영향에 대해 적절한 정보를 제공받고 치료 결정을 내릴 수 있도록 하며, 가장 안전한 호르몬요법의 방안을 검토하는 것이 중요하다. 예를 들어 에스트로겐 요법을 시작할 때 혈전색전증 및 심혈관 위험에 대해 상담이 필요하고, 관상동맥 질환 또는 혈전색전성질환의 병력이 있거나 심혈관 위험요인이 있는 사람에게는 에스트로겐 경피 투여가 권장된다.

생식기 수술과 유방/흉부 수술과 같은 성확정수술에서는 미세혈관 기술이 사용되기 때문에 당뇨가 있는 경우 수술 전 혈당 조절을 정상화하기 위한 적극적인 치료가 필요하다. 당뇨가 수술에 대한 금기 사항이 아니지만, 외과의와 당뇨병을 관리하는 임상의 간에 세심한 조정이 필요하다.

뼈 건강검진

국제임상골밀도학회(International Society for Clinical Densitometry)에서는 65세 이상 여성과 70세 이상 남성에게, 위험요인이 있는 경우에는 폐경 이행기 여성과 70세 미만 남성에게 골밀도검사를 권고하고 있다. 트랜스젠더 인구에서 일반적인 권장 사항을 따를 충분한 증거가 아직 없다. 하지만 미국질병예방서비스테스크포스(United States Preventive Service Task Force, USPSTF)[1]에서는 50세 이상의 트랜스젠더가 일반인보다 골절률이 증가하지 않았다는 현재까지의 증거에 기초하여 일반적인 지침을 따르는 것이 안전하다고 결론지었다. 참고로 대한골대사학회에서 권장하는 골밀도검사의 연령대는 폐경 여성과 70세 이상 남성, 골다공증 위험요인이 있는 경우에는 폐경 이행기 여성과 70세 미만 남성이다.

골다공증을 평가하기 위해 출생 시 지정성별 또는 확정성별을 사용해야 하는지 여부를 결정하기 위한 연구는 없다. 일부는 출생 시 지정성별을 사용하지만, 일반적으로 성인 초기에 골량이 정점에 달한다는 가정하에 더 많은 연구가 축적될 때까지 사례별로 평가해야 한다. 호르몬요법을 시작한 나이와 사용 기간 등의 요소에 기초하여 위험 평가 도구 내에 성별 평가를 해야 한다. 어떤 경우에는 남성, 여성의 계산값을 모두 사용하여 중간값으로 평가하는 것이 합리적일 수 있다.

현재 뼈 건강을 보호하는 데 필요한 에스트로겐이나 테스토스테론의 최소량은 알려져 있지 않지만, 생식샘 저하 상태가 지속되면 시간이 지남에 따라 골밀도가 감소할 위험이 있다. 따라서 저용량 또는 간헐적으로 호르몬을 투여하는 트랜스젠더는 뼈 건강에 대한 위험에 대해 개별적으로 상담하고 골밀도검사를 고려해야 한다. 특히 생식샘 수술 등으로 호르몬 수치가 저하된 상태에서 5년 이상

호르몬치료를 중단한 경우 골다공증 위험이 있으므로 검사를 권한다. 골다공증 위험을 줄이기 위한 조언으로는 비트랜스젠더에 대한 현재 지침에 따른 금연, 칼슘 및 비타민 D 섭취 유지, 체중부하활동(걷기, 달리기 등), 알코올 섭취 조절 등이 있다.

암검진

성적지향이나 성별정체성에 관계없이 자신이 가진 특정 신체 부위나 기관에 대한 위험인자나 증상에 따른 선별검사 기준에 부합하는 경우에 암검진을 해야 한다. 아직까지 대규모 전향연구가 이뤄지지 않았기 때문에, 트랜스젠더 인구에 대해 어떤 유형의 암을 검진하고 얼마나 자주 검사해야 하는지 충분한 근거가 없다. 과다검진은 건강관리 비용 및 위양성률을 높이고, 불필요한 방사선 노출이나 조직검사를 받게 될 수 있다. 반면 검진이 미흡하면 치료 가능한 암 진단이 지연되기도 한다.

유방암검진

(1) 레즈비언 및 양성애 여성

한국유방암학회의 지침은 30세 이후 매월 자가검진, 35세 이후 2년마다 의사에 의한 임상검진, 40세 이후 1~2년마다 임상 진찰과 유방촬영을 권고하고 있다. 지금까지 레즈비언의 유방암에 대한 정보는 제한적이지만, 일부 사람들은 현재 '위험요인 클러스터' 이론에 기초하여 레즈비언이 유방암 발병 위험이 높다고 믿는다. 레즈비언과 이성애 여성 사이에 생리학적 또는 유전적 차이가 없지만, 소수자 스트레스에 의한 건강 위험 행동의 결과로 그렇게 예측된다. 레즈비언과 유방암 위험에 관련한 연구에서 가장 많이 인용된 위험은 흡연, 음주, 과체중과 30세 이전에 출산할 가능성이 적은 것 등으로 보고된다.

(2) 트랜스젠더·논바이너리·다양한 성정체성을 가진 사람

트랜스젠더의 유방암 발병기전에 여성호르몬이 미치는 구체적인 영향은 알려져 있지 않지만, 호르몬치료를 하는 트랜스젠더 인구에서 비트랜스젠더에 비해 유방암 발병률이 증가하지는 않은 것으로 보인다.

검진도구로서 유방촬영의 역할을 결정하고 실제 위험을 측정하는 데 이것이 얼마나 효과적인지 확인하려면 장기간의 연구가 필요하다. 유방촬영은 유방암검진에 기본적으로 권장되는 방식이다. 유방 발달과 모양에 관심이 있는 트랜스여성의 경우 가이드 없이 자가검진을 자주 수행할 수 있다. 유방의 초기 발달 과정에는 통증과 압통, 결절 등 증상이 생길 수 있고, 이에 대해 유방검사를 요청할 수 있다. 이때 임상의는 일반적인 유방에 대한 지식과 건강에 대해 환자와 논의해야 하지만, 비트랜스젠더 여성과 똑같은 유방검진이 추천되지는 않는다.

트랜스여성이 유방암검진을 받아야 하는 시기와 여부에 대한 명확한 지침은 없다. 에스트로겐 사용 기간에 따라 개별화된 권고를 하는 것이 합리적이다. 50세 이전에 선별검사의 가치가 모호하고 트랜스여성의 발병률이 더 낮을 가능성을 감안할 때, 에스트로겐 치료를 하는 경우 50세 이후부터 유방촬영을 선별검사로 고려하고, 5년 이상 에스트로겐 치료를 한 경우에 비트랜스젠더 여성에 대한 선별 지침에 따라 2년마다 유방촬영을 권장한다.

임상의는 비트랜스젠더 여성과 마찬가지로 유방암의 위험요인이 큰 환자를 선별한다. BRCA변이를 암시하거나 알려진 가족력이 있는 트랜스여성은 유전 상담을 받도록 의뢰할 수 있다. 이것이 에스트로겐 치료에 대한 금기 사항은 아니지만 적절한 유방암검진 및 관리 계획이 필요하기 때문이다.

유방보형물이 유방암 발생률을 높이거나 진단 지연을 일으키지는 않지만, 유방촬영술의 민감도를 감소시킬 수 있다. 또한 연구에 따르면 에스트로겐이나 테스토스테론을 투여하는 경우 유방 조직 밀도가 증가하여 유방촬영에서 위음성 결과가 나올 확률이 더 높다.

유방절제술을 받은 트랜스남성의 유방암 선별검사에 대해 신뢰할 만한 증거는 없다. 하지만 일부 잔여 유방 조직은 유방 축소만 시행한 경우나 유방절제술 후에도 남아 있을 수 있으므로 유방암의 위험은 여전히 있다. 따라서 명확한 수술 병력을 확보하는 것이 중요하고, 가족력과 유방암 위험 평가를 철저히 하여 흉부에 새로 생긴 종괴가 있는지 확인해야 한다. 유방절제술을 받지 않았기나 유방 축소만 받은 트랜스남성은 비트랜스젠더 여성에 대한 현행 지침에 따라 선별검사를 해야 한다. 유방절제술을 한 경우 대부분 또는 거의 모든 유방 조직이 제거되므로 유방촬영이 아닌 유방초음파 또는 MRI가 필요할 수 있다.

자궁경부암검진

(1) 레즈비언 및 양성애 여성

자궁경부검진은 자궁경부가 있는 모든 사람을 대상으로 한다. 의료인뿐만 아니라 여성과 섹스를 하는 여성(WSW) 당사자들은 WSW가 자궁경부암에 걸릴 위험이 없기 때문에 검사가 필요하지 않다고 넘겨짚는다. 하지만 자궁경부암의 거의 모든 사례가 사람유두종바이러스(HPV)에 의해 발생하고, 이 바이러스는 피부 대 피부 접촉을 통한 성행위, 구강 섹스, 핑거 섹스, 섹스 토이 공유로도 전파될 수 있다. 따라서 성적지향이나 성별정체성에 관계없이 어떤 성적 행동을 하는가에 따라 검사의 필요 여부를 판단해야 한다. 레즈비언도 이성과 성관계를 경험하여 HPV감염 위험이 높을 수 있지만, 정기적으로 산부인과를 방문할 가능성이 적기 때문에 이에 대한 정보를 잘 모르거나 예방 조치를 하지 않는 경향이 있다.

국가 암검진사업으로는 만 20세 이상 여성에게 2년마다 자궁경부세포검사를 시행하고 있다. HPV 국가예방접종은 2016년부터 만 12세 여성 청소년에게 지원되었고, 2022년 3월부터는 만 13~17세 여성 청소년과 18~26세 저소득층 여성까지 확대되었다. 그러나 최근 국내 연구에 따르면 성소수자 여성 중 여성 파트너만 있는 경우 남성 파트너가 있는 경우보다 자궁경부암검진 및 HPV 예방접종 완료율이 낮았고, 이들 대부분이 의료인에게 커밍아웃하지 않았다고 보고된다.[2] HPV 및 자궁경부암의 유병률을 줄이는 가장 간단하고 효율적인 방법은 성소수자 여성에서도 이성애 여성에서와 마찬가지로 정기적인 자궁경부검진과 HPV 예방접종 등 현재 확립된 지침을 따르는 것이다.

(2) 트랜스젠더·논바이너리·다양한 성정체성을 가진 사람

자궁경부를 가진 트랜스남성은 검진 간격, 검진 시작 연령 등에 대해 비트랜스젠더 여성과 같은 자궁경부암검진 지침을 따르되, 자궁경부세포검사가 호르몬치료의 필수조건이 되어서는 안 된다. 트랜스남성은 부인과 검사를 받을 가능성이 적기 때문에, 환자와 명확한 수술 병력 및 성적 이력을 상담하는 것이 HPV 및 자궁경부암의 위험을 평가하는 중요한 단계이다. 자궁경부를 가진 경우(자궁절제술을 시행하지 않았거나 자궁경부를 남겨 놓는 수술을 시행한 경우 등), 비트랜스젠더 남성 파트너와 구강, 질 및 항문 섹스를 하는 동안 콘돔 사용을 일관되게 하지 않은 경우 HPV 및 성매개감염의 위험이 증가한다는 보고가 있다. 자궁절제술을 했고 이전에 자궁경부세포검사가 정상이었던 경우에는 더 이상의 자궁경부검사가 필요하지 않다.

테스토스테론 투여를 받는 트랜스남성의 자궁경부세포검사의 결과 판독에서 불만족스러운(unsatisfactory) 검체의 발생률이 더 높다는 연구들이 있다. 이에 대한 원인은 불분명하지만 호르몬치료로 인한 자궁경부의 위축과 같은 변화 이외에도 검체 채취 과정에서의 불편함 때문인 것으로 추측된다. 의사는 검사를 시행하기 전에 환자와 이에 대해 상담하고, 병리검사 의뢰서에 세포 형태를 정확하게 해석할 수 있도록 테스토스테론 사용과 무월경 상태를 표시한다.

흔히 내진이라고 불리는 골반검사(pelvic examination)는 특히 트랜스남성에게 심리적으로뿐만 아니라 신체적으로 불편할 수 있다. 따라서 이 검사는 다음과 같은 트라우마에 기반한 접근방식(trauma-informed approach)으로 수행되어야 한다.

- 검사 전에 환자에게 검사 절차를 설명하여 환자가 우려 사항을 표현할 시간을 충분히 주고, 필요하다면 환자와의 신뢰 관계가 발전된 이후로 검사를 연기할 수 있다.
- 가능하면 환자를 지지해주는 사람과 함께 있게 하고, 검사실 사람의 수를 제한하거나, 음악을 트는 등 검사 중 주의를 산만하게 하는 다른 전략을 활용할 수 있다.
- 검진 테이블 끝까지 엉덩이를 움직여서 골반 이완이 충분히 되도록 하면 자궁경부의 시각화를 개선시켜 더 편안하게 검사할 수 있다.
- 소아에게 사용하는 질경(speculum)은 검사의 불편함을 줄일 수 있다. 그러나 너무 짧은 질경을 사용하면 자궁경부를 시각화하

기 위해 과도하게 외부 압력을 줄 수 있으므로 주의한다.

- 질경의 바깥 부분에 따뜻한 식염수를 사용하거나 최소한의 수용성 윤활제를 사용하면 환자의 불편함을 줄이는 동시에 불만족스러운 검체의 발생을 최소화할 수 있다.

- "이제 기구를 사용할 것입니다", "약간의 압력을 줄 것입니다", "지금 기구를 조작하는 소리가 들릴 것입니다" 등 각 단계를 미리 명확하게 직접적으로 설명한다.

- 환자가 원하는 용어에 대해 사전에 논의하지 않는 한, 신체 부위에 대해 성별 중립적이고 민감한 언어를 사용하도록 한다.

- 환자 스스로 언제든지 검사 속도를 조절하거나 멈출 수 있다는 것을 확인시켜줌으로써 환자가 검사 절차와 자신의 신체에 대해 자율성을 갖도록 한다.

- 필요하면 환자가 직접 질경을 삽입하거나 거울을 사용하여 절차를 지켜보게 할 수 있다.

- 검사 20~60분 전에 벤조디아제핀을 경구로 투여하여 불안을 감소시키거나, 1~2주 전부터 에스트로겐 질내 투여로 질 위축을 감소시킬 수 있다.

질성형술을 받은 트랜스여성은 자궁경부 및 변형대(transformation zone)가 없기 때문에 자궁경부세포검사가 필요하지 않지만, 성적으로 활동적인 모든 트랜스여성은 여전히 HPV 및 성매개감염의 위험이 있다. 따라서 질과 자궁경부/질첨부(vaginal vault)를 만드는

데 사용한 조직의 유형에 따라서 검사의 필요성이 달라지는데, 피부를 이용한 음경 피부 반전 질성형술(penile inversion vaginoplasty)을 받은 트랜스여성은 콘딜로마 또는 피부암 등을 선별하기 위해 매년 질 및 항문 검사를 권한다. 결장을 이용한 질성형술(sigmoid colon vaginoplasty)을 받은 경우, 질에서 다른 결장 조직과 동일한 문제가 발생할 수 있음을 인지하면서 정기적인 검진을 한다. 최신 복막을 이용한 질성형술(peritoneal flap vaginoplasty)에 대해서는 아직까지 관련 자료가 부족한 상태이다.

자궁내막암검진

(1) 레즈비언 및 양성애 여성

이성애 여성과 마찬가지로 자궁내막암의 위험인자를 고려하여 상담을 진행할 수 있다. 프로게스테론 없이 에스트로겐 요법을 받았고 비만, 고지방 식단 또는 당뇨병 병력이 있는 경우에 더 많이 발생한다. 난소암 또는 유방암의 과거력, 타목시펜 복용 또는 복용력, 골반 방사선을 받은 적이 있는 경우, 임신 경험이 없는 여성, 경구피임약을 복용한 적이 없는 여성, 다낭성난소증후군(PCOS)이 있거나 자궁내막암의 가족력이 있는 경우도 위험이 증가할 수 있다.

(2) 트랜스젠더·논바이너리·다양한 성정체성을 가진 사람

트랜스남성에게 테스토스테론 투여로 인한 무저항(unopposed) 에스트로겐과 같은 호르몬 환경(hormone milieu)이 만들어질 수 있으므로 이론적으로는 자궁내막증식 및 자궁내막암의 위험성이 있지만, 현재까지 발표된 연구에 따르면 비트랜스젠더 여성에 비해 자궁내막암 위험이 증가하지 않는 것으로 보인다. 따라서 테스토스테론을 사용하는 트랜스남성에게 자궁내막암 선별검사나 선제적인 자궁절제술은 권장되지 않는다. 하지만 테스토스테론 투여 시기를 놓쳤거나 용량을 변경하지 않았음에도 불구하고 설명할 수 없는 질출혈이 있는 경우, 특히 35세 이상인 경우에는 자궁내막증식증 및 자궁내막암에 대해 평가해야 한다. 여기에는 증상에 대한 자세한 병력 청취, 호르몬 투여량과 혈청 수치, 골반 초음파, 필요시 자궁내막검사가 포함된다. 만약 환자가 경복부 골반 초음파를 요청하는 경우, 이를 통해 자궁내막 이상을 진단할 수 있다.

자궁절제술에 관해서는 수술이 성별위화감을 줄이는 데 필요함을 인식하고 수술에 의한 이점과 위험 및 생식력을 고려하여 사례별로 논의할 수 있다. 또한 법적 성별을 변경하는 데 용이한 조건이 수술에 따라 달라질 수 있으므로 임상의는 이를 염두에 두고 환자에게 상담을 제공하도록 한다. 난소절제술이 건강 및 생식력 보존에 미치는 영향에 대해서도 환자와 논의하여 한 개 또는 두 개의 난소를 유지하는 옵션과 함께 자궁절제술 시행에 대한 상담을 해야 한다.

난소암검진

(1) 레즈비언 및 양성애 여성

이성애 여성과 마찬가지로 난소암은 연령이 증가함에 따라 더 많이 발생한다. 위험요인에는 임신한 적이 없거나 과체중 또는 비만, 유방암이 있거나 유방암, 난소암 또는 결장직장암의 가족력이 있는 경우, 또는 프로게스테론 없이 에스트로겐 요법을 사용한 경우 등이 포함된다.

(2) 트랜스젠더·논바이너리·다양한 성정체성을 가진 사람

테스토스테론요법을 사용하는 트랜스남성의 난소암 위험 증가에 대한 우려가 있었으나 최근 연구 결과들에 따르면 테스토스테론 치료가 난소암 발병 위험에 영향을 미친다는 증거는 없다.

알려진 위험요인이 없는 경우 난소가 있는 트랜스남성에게 무증상 난소암 선별검사를 해야 한다는 근거는 없으므로, 난소가 있는 모든 사람과 동일하게 상담 및 검사를 받아야 한다. 편측 또는 양측 난소절제술은 성별위화감을 줄이기 위한 일환으로 트랜스남성에서 시행될 수 있지만 난소암의 일차 예방을 위한 난소절제술은 권장되지 않는다.

자궁절제술과 질폐쇄술(colpocleisis), 외부성기 재건수술을 포함한 성확정수술에서도 난소가 남아 있을 수 있다. 따라서 난소가 남아 있는지 확인하기 위해 정확한 수술 병력을 작성하는 것이 중요하다. 질절제술을 받았지만 난소 중 하나 이상을 가지고 있으며 골반 영상이 필요한 경우에는 경직장 또는 경복부 초음파 검사를 시행할 수 있다.

전립샘암검진

(1) 트랜스젠더·논바이너리·다양한 성정체성을 가진 사람

전립샘암은 40세 이전에 특히 항남성호르몬제를 사용하는 경우에 매우 드물다. 사춘기 이전의 정소 제거는 전립샘의 퇴화를 가져오고 성인이 된 후 전립샘 비대 위험성을 낮춘다. 또한 에스트로겐 치료가 트랜스여성의 전립샘 비대 또는 전립샘암을 유발하지 않는다는 보고가 있다. 하지만 전립샘암의 사례 역시 보고된 바가 있으므로 임상의는 성확정수술을 받은 트랜스여성을 포함하여 전립샘이 있는 모든 환자에게 전립샘암 가능성을 인지해야 한다. 현재 트랜스여성의 전립샘암 선별검사 및 관리에 대한 명확한 지침이 없으므로, 최근 국가 지침에서 권장하는 대로 비트랜스젠더 남성에 대한 지침에 따라 결정한다.

트랜스여성은 정기적인 전립샘 검사를 하는 것이 불편할 수 있고, 산부인과 전문의는 일반적으로 전립샘암 선별검사나 전립샘 성장을 모니터링하는 훈련을 받지 않는다. 미국질병예방서비스테스크포스 지침에 따르면, 20세 이후에 트랜지션한 트랜스여성은 50세 이후 매년 전립샘특이항원(prostate-specific antigen, PSA)을 통한 선별검사를 하고 직장수지검사는 그 이점에 대한 증거가 없기 때문에 권장되지 않는다. 비트랜스젠더 남성은 PSA의 정상 상한선이 2.5ng/mL미만이지만, 장기간 호르몬요법을 받은 트랜스여성은 1.0ng/mL로 기준선을 낮추거나 결과를 신뢰할 수 없으므로 해석에 있어 주의를 요한다. 한편 성확정수술을 한 트랜스여성에게 직장수지검사를 시행할 때에는 질 앞벽을 따라 전립샘이 위치하므로 항문이 아닌 질을 통해 검사하는 것이 더 효과적이고, 해부학적 변화를 이해하는 임상의에 의해 시행되어야 한다.

항문암검진

HPV가 남성에서 항문암의 흔한 원인이라는 사실에도 불구하고, HPV 예방접종 캠페인은 주로 여성을 대상으로 하고 있어 HPV감염 및 관련 암은 남성이 경험하지 않는 것으로 믿게 만든다. 또한 남성의 항문암검진 비율이 낮다고 보고한 연구는 항문세포검사와 같은 항문암검진을 제공하는 의료 서비스의 부재를 지적한다.

일부 전문가는 항문암에 걸릴 위험이 높은 사람들을 위해 직장수지검사와 항문세포검사를 통한 선별검사를 권장한다. 하지만 검사를 얼마나 자주 시행해야 하는지 또는 항문암의 위험을 줄이는데 도움이 되는지 등에 대한 충분한 연구가 아직은 없다.

11장

아동·청소년 성소수자 상담

김종명

김종명

정신건강의학과 전문의. 시대의 아픔을 기억하며 2014년부터 소아청소년정신과 의사가 되고자 하였다. 현재 보건복지부 지정 행동발달증진센터장을 맡고 있으며 아동·청소년의 정신건강과 자폐스펙트럼장애 진료에 주된 관심을 두고 있다. 정신과 의사의 직무가 항상 성소수자의 건강과 맞닿아 있기를, 그리고 언젠가 차별과 편견이 사라져 의료인의 역할이 작아질 수 있기를 바란다. 다양한 정체성이 교차하는 사회 속에서, 내 좌표의 상대적 위치를 자주 되돌아보고자 한다.

성소수자 아동·청소년 상담의 기초

의료인은 의료기관에 내원한 성소수자 아동·청소년을 직접 진료할 수도, 아동·청소년의 성적지향 및 성별정체성에 관해 묻는 양육자를 만나게 될 수도 있다. 의료인인 당신이 "나는 남자예요."라고 이야기하는 지정성별 여성인 고등학생, "남자 친구를 좋아하게 되었어요."라고 말하는 시스젠더 남성인 13세 청소년, "7세 아들이 여자가 되고 싶다며 치마를 입으려 해요."라고 말하는 양육자를 만난다고 가정해보자. 이런 경우 의료인은 무엇을 해야 하며, 어떻게 이들을 도와야 할까?

이 질문에 대한 답을 찾아가기 위해 우리는 다음의 질문들을 반드시 고려해야 한다. 성소수자 아동·청소년은 어떤 어려움을 겪어왔을까? 아동·청소년이 의료인에게 자신의 성적지향과 성별정체성을 말하기까지 어떤 일을 경험해왔을까? 이에 대한 충분한 이해가 뒷받침되어야만 아동·청소년과의 상담 접근 방식과 의학적 개입 방법이 결정되고, 양육자에 대한 조언과 태도를 명확히 할 수 있다.

최근 의료기관에 방문하는 성소수자 아동·청소년들은 과거와 달리 자신의 정체성을 더 적극적으로 드러낸다. 성소수자 아동·청소년은 SNS를 통해 만나서 정보를 교환하고 자신의 정체성을 다시 확인받으며 의료기관에서의 다양한 경험에 관해서도 공유한다. SNS에서 같은 정체성을 가진 친구를 만나고 성소수자 정체성을 드러냈던 경험이 SNS 밖의 삶에서 자신을 드러내는 용기로 이어진다. 성소수자 청소년 중에서는 성소수자 의료의 개념을 이해하고 호르몬치료와 같이 필요한 의학적 조치를 요구하는 경우도 있다. 의료기관에서 자신이 성소수자라고 밝히는 아동·청소년이 늘어남에 따라 어떤 의료인은 성소수자가 많아진 것 같다고 여길 수도 있겠다. 그러나 성소수자는 언제 어디서나 존재했고, 다만 자신의 정체성을 적극적으로 알리는 아동·청소년이 늘어난 것이다. 이에 따라 의료인은 의료기관에서 얼마든지 성소수자 아동·청소년을 만날 수 있다는 점을 숙지하고 이에 대처할 수 있어야 한다.

성소수자 아동·청소년 상담에 있어서 가장 중요하게 고려해야 할 두 가지 개념이 소수자 스트레스[1]와 회복탄력성 모델[2]이다. 3장에서 다루었듯 소수자 스트레스는 소수자 집단에 속한 사람이 낙인, 편견, 차별의 경험에 노출되면서 겪는 스트레스를 말한다. 성소수자 아동·청소년은 가족과 학교, 친구들 사이에서 소수자 스트레스를 빈번하게 경험한다. 예컨대 양육자, 선생님, 친구에게 성소수자를 경멸하고 비하하는 말을 은연중에 혹은 직접적으로 듣는 경우가 잦다.

성소수자를 혐오하는 사람들과 함께 시간을 보내면서 겪은 소수자 스트레스의 결과로 성소수자 아동·청소년은 자신의 정체성을 부정하거나 증오하기도 한다. 이처럼 내면화된 혐오는 불안이나 우울 증상과 연관된다.[3,4] 성소수자 정체성이 다른 사람에게 노출되지 않도록 항상 숨기고 있는 탓에 느끼는 긴장과 불안도 정신건강에 부정적인 영향을 미친다. 커밍아웃 후에는 심한 차별이나 언어적·신체적 괴롭힘을 당하기도 하고, 타인이 자신에게 보일 태도에 대해 항상 경계하고 살아가는 경우도 많다. 그러다 보니 우울증, 불안증, 자살 시도 및 물질 남용 등을 경험하는 비율도 확연히 높다.[5,6,7] 청소년기는 타인의 평가에 예민한 시기이기 때문에 소수자 스트레스에 더 큰 영향을 받는다. 게다가 성소수자 아동·청소년은 판단력이 불완전하다고 여겨지는 미성년으로, 성소수자이자 미성년이라는 두 가지 소수자적 특성이 교차한다. 따라서 이들이 차별과 혐오에 더 취약할 수 있다는 사실을 세심하게 고려해야 한다.

의료인은 성소수자 아동·청소년이 소수자 스트레스에 노출되지 않도록 주의하면서 회복탄력성 모델에 기반해 의료기관을 만들어야 한다. 성소수자 아동·청소년의 회복탄력성을 위해서는 일반적으로 다음의 여섯 가지 요인이 제안된다. ① 성적지향과 성별정체성에 대한 자부심 ② 성적지향, 성별정체성에 대한 사회적 억압 인식 ③ 가족과의 원만한 관계 ④ 의료기관의 적절한 진료와 경제적 지원 ⑤ 성소수자 커뮤니티와의 연결 ⑥ 미래에 대한 희망. 이 지침에 따르면 우리 사회는 회복탄력성을 위해서 성소수자 아동·청소년이 성적지향과 성별정체성을 수용하고 자부심을 느낄 수 있도록 도움을 주어야 한다. 가족과 커뮤니티의 지지 그리고 미래에 대한 희망이 전제되어야 하며 의료기관의 적극적인 참여도 필수적이다.

의료인은 의료 행위의 기본적 원칙인 자율성(autonomy), 무해성(nonmaleficence), 공정성(justice), 선행(beneficence)을 지키고자 한다. 이 원칙은 성소수자 아동·청소년에게도 적용되어야 한다. 그러나 많은 아동·청소년이 성소수자 친화적이지 않은 의료기관에서 성소수자에게 적대적인 의료인을 경험해왔다. 의료인은 생애주기에 따라 다양한 아동·청소년과 양육자를 만나기 때문에 그들에게 상처를 줄 수도 있지만 그들을 도울 기회가 많은 사람이기도 하다. 성소수자 아동·청소년의 건강을 위해 성소수자 친화적 의료에 많은 관심을 갖고 소수자 스트레스와 회복탄력성 모델에 기반한 의료기관을 만들어가야 한다.

가장 중요한 것은 경청과 지지

성소수자 아동·청소년이 먼저 자신이 성소수자임을 알릴 수 있다. 양육자가 의료인에게 아동·청소년이 성소수자로 '의심'된다고 이야기했을 수도 있다. 어떤 경우든 성소수자 아동·청소년을 상담할 때 첫 번째 원칙은 역시 '잘 듣기'이다.

누구나 어릴 때 병원에 갔던 기억을 갖고 있을 것이다. 어린 시절 병원에서 의료인에게 들은 한마디가 좋은 말이든 나쁜 말이든 오래도록 기억에 남을 수도 있지 않은가? 그때를 떠올려보자. 병원이라는 낯설고 무서운 공간에 새하얗고 각진 가운을 입은 나보다 나이가 갑절 이상 많은 성인 의사와 독대하고 있다. 여성 아동·청소년에게 남성 의사는 더 위압적으로 느껴질 수도 있다. 불편하고 갑갑한 진료실에서 아동·청소년이 자신에 대한 이야기를 꺼내는 것은 큰 용기를 가져야만 할 수 있는 일이다.

한편 의료인에게 의료기관은 어떤 공간인가? 학생 때부터 신물나게 들락거린 병원은 익숙하고 지겨운 직장이다. 의료인은 병원이 안전하고 편한 공간이라고 느껴지겠지만 성소수자 아동·청소년에게는 낯설고 불안한 공간일 수 있다. 성인인 의료인과 성소수자 아동·청소년이 의료기관에 대해 갖는 상이한 느낌을 충분히 인정하는 것이 상담의 시작 단계다.

아동·청소년이 자신이 성소수자임을 드러냈다고 가정해보자. 시스젠더 남성인 고등학생이 자신은 남성을 사랑한다고 고백할 수도 있고, 지정성별 여성인 초등학생은 자신이 남성으로 느껴진다고 이야기할 수도 있다. 의료인은 이때 '어린 나이의 성소수자 아동·청소년이 자신을 동성애자 혹은 트랜스젠더라고 인식하는 것이 가능할까?' 하는 의심부터 먼저 들 수 있다. 마치 의료인이 양육자가

된 것처럼 앞으로 아동·청소년이 겪을 수도 있는 차별과 혐오를 생각하면서 부디 성소수자가 아니었으면 좋겠다는 마음이 생길 수도 있다. 아동·청소년을 걱정하는 의도에서 비롯된 생각일 테다.

그러나 앞서 이야기했던 것처럼 아동·청소년이 의료인에게 자신의 정체성에 대해 털어놓는 것은 쉬운 일이 아니다. 성소수자 아동·청소년은 사회적으로 규정된 정상성과는 다른 자신의 정체성에 대해 오랫동안 고민한 경우가 많다. 짧게는 수개월부터 수년이 넘는 시간 동안 성소수자 아동·청소년은 자신의 마음을 들여다보고 생각해왔다. 성소수자 아동·청소년은 '내가 정말 성소수자가 맞을까?'라는 정체성에 대한 질문부터 커밍아웃을 하는 것이 옳은 방법인지, 커밍아웃을 하게 된다면 누구에게 언제 해야 하는지와 같은 무수하게 많은 고민을 하던 중에 의료인을 만난다. 이미 커밍아웃을 한 경우라면 주위로부터 정말 성소수자가 맞냐는 질문부터 시작해 성소수자에 대한 온갖 편견과 혐오를 듣고 의료기관에 내원한 경우도 많다. 의료기관에 내원할 때까지 성소수자 아동·청소년은 양육자에게 자신이 성소수자가 맞다고 설득해야 했거나 성소수자라는 사실 때문에 다투거나 성소수자를 비하하는 말을 들었을 수도 있다. 그럴 때 성소수자 아동·청소년은 다시금 스스로를 의심하거나 부정해왔을 수도 있다. 그런데 안전한 공간이어야 할 의료기관에서마저 성소수자 아동·청소년을 비판적이고 의심 어린 눈으로 바라본다면 아동·청소년은 과연 어떻게 느끼고 생각할까?

성소수자 아동·청소년과 상담할 때는 첫 진료와 성소수자라는 것을 알게 된 후 첫 반응이 중요하다. 우선 지금 여기의 진료실에서 느껴질 수 있는 가부장적 분위기와 아동·청소년이 느낄 수 있는 어색함, 무력감, 당혹스러움을 알아차려보자. 아동·청소년은 의료인에게 성소수자를 혐오하는 말을 들을 수도 있다는 불안, 의료인이 자신을 성소수자라고 믿지 않을 수 있다는 긴장, 성소수자로서의 정체성을 증명해야 한다는 압박감을 느끼고 있을 수 있다. 따라서 의료인이 먼저 조금 더 수용적인 자세를 가질 필요가 있다. 예컨대 의료인은 트랜스젠더 아동·청소년에게 "이렇게 이야기해주다니 고마워. 선생님도 이제 ○○를 남자(여자)로 생각하고 대할 수 있도록 노력할게. 앞으로 어떻게 불러주는 게 좋겠니?"라고 말하며 따뜻하게 환대할 수 있다.

또한 진료실에서 만나는 누구라도 성소수자일 수 있음을 인지하고 성소수자 친화적인 용어와 개방적인 질문을 사용해야 한다. 정신건강의학과의 경우 성소수자 아동·청소년이 성적지향 혹은 성별정체성 이슈만을 가지고 내원하는 사례는 드물다. 우울, 불안 혹은 기타 정신과적 문제로 병원에 내원했다가 상담 과정 중에 아동·청소년의 성소수자 정체성을 알게 되는 경우가 흔하다. 전형적인 성소수자 아동·청소년의 외형이란 것은 존재하지 않기 때문에(드물게 성소수자 표식을 드러낸 경우도 있지만) 어느 아동·청소년이든 성소수자일 가능성을 염두에 두어야 한다. 의료인이 사용하는 초진 기록지에 성적지향이나 성별정체성과 같은 항목을 만들어두면 아동·청소년이 성소수자일 수도 있다는 사실을 떠올리는 데 도움이 된다.

성소수자임을 의료인에게 이야기하지 않다가 오랫동안 진료를 한 후에야 드러내는 경우도 있고, 처음에는 성소수자라는 사실을 부정했다가 나중에 밝히는 사례도 있음을 기억하자. 결국, 아동·청소년 누구에게든 성별정체성과 성적지향을 단정하지 않고 수용하며 긍정하는 환경을 만드는 것이 상담의 시작이다. 동성애자임을 숨기고 있는 여성 청소년에게 "남자친구는 있니?"라고 묻는 순간 청소년과 의료인 사이에 라포를 형성하기는 매우 어려울 것이며 그러한 질문은 소수자 스트레스 요인이 될 수도 있다. 트랜스젠더 아동·청소년이라면 트랜지션을 고려하면서 어떻게 불리는 것이 편안한지 물어본 뒤에 그 의견에 따르는 것이 필요하다. 성소수자 아동·청소년이 의료인의 잘못된 용어 사용에 관해 지적을 할 수도 있다. 의료인이 실수를 했다면 이를 인지하고 아동·청소년의 뜻대로 교정을 해준다면 성소수자 아동·청소년은 더욱 지지받는다고 느끼게 될 것이다.

비성소수자만큼의 격려와 지지를 받으려면

헤테로섹슈얼 시스젠더인 아동·청소년이 생후부터 경험하는 일들을 떠올려보자. 태어날 때부터 지정성별 여성인 아동은 "예쁘다, 공주님 같다"라는 말을 듣고, 남성인 아동은 "떡두꺼비 같다, 장군님 같다"라는 덕담을 듣는다. 대다수의 바람과 이상이 반영된 '꿈', '장

래희망', '미래의 나의 모습'은 비성소수자의 패러다임 속에서 형성된 것이 대부분이다. 성인이 될 때까지 아동·청소년은 헤테로섹슈얼 시스젠더를 전제로 한 세상에 둘러싸여 산다. 영화와 드라마 같은 모든 미디어는 헤테로섹슈얼 시스젠더를 기반으로 하여 연애와 사랑과 결혼을 묘사한다. 여성 한 명과 남성 한 명이 한 쌍인 부모와 자녀로 구성된 가족의 모습은 성소수자가 아닌 아동에게는 미래에 언젠가 자신도 이룰 수 있는 가정의 한 모델이 되겠지만, 성소수자 아동·청소년에게는 그렇지 못하다.

성소수자 아동·청소년은 자신의 정체성이 인용된 이야기를 '퀴어'라는 카테고리 속에서만 찾아볼 수 있고, 그나마도 밑에 달려 있는 혐오 댓글을 경유해야만 닿을 수 있다. 이처럼 헤테로섹슈얼 시스젠더인 아동·청소년은 으레 경험하는 성적지향과 성별정체성을 지지하고 응원하는 환경이 성소수자 아동·청소년에게는 생략되어 있다. 고정된 성역할의 옳고 그름을 떠나 의료기관에서 의도적으로 아동·청소년의 성소수자 정체성을 긍정하는 것이 필요한 이유다.

정체성이 옳다고 타인으로부터 확인받는 과정은 건강한 자아 존중감의 탄생에 기여한다. 앞서 설명한 것처럼 성소수자 아동·청소년의 회복탄력성을 위해서는 자신의 성적지향 및 성별정체성에 자부심을 갖게 하는 것이 필요하다. 그래서 성소수자 아동·청소년의 이야기를 들을 때는 수용적 경청을 넘어 적극적으로 지지를 표현해야 한다. 예컨대 의료인은 아동·청소년에게 "네가 어떤 정체성을 느껴도 존중받는 것이 당연해"라고 말할 수 있다. 고립된 성소수자 아동·청소년의 경우 성소수자 당사자 단체를 소개해주는 것도 좋은 방법이다. 의료인이 나서서 아동·청소년에게 당사자 단체를 알려주는 행동은 적극적 지지를 의미한다. 성소수자 아동·청소년은 안전하게 커밍아웃하고 자신의 고민을 나눌 수 있는 친구들을 찾을 수 있다.

그렇다면 성소수자 아동·청소년을 얼마만큼 지지해줘야 충분한 걸까? 헤테로섹슈얼 시스젠더 아동·청소년이 지지받는 만큼의 환경과 경험이 필요하다. 성소수자가 아닌 아동·청소년이 받은 이 사회의 격려와 지지를 따라잡으려면 우리의 노력은 무한대에 가까워야 하지 않을까. 그래서 성소수자 아동·청소년을 상담할 때는 조금 더 적극적으로 내가 당신을 지지한다는 말과 표현이 필요하다.

의료기관은 내원한 사람에 관해 진단을 내리고 특정 의학적 상태를 판정할 수 있는 권위를 가진 공간이다. 그래서 의료인이 성소수자 아동·청소년의 정체성을 지지하고 긍정해준다면 아동·청소년은 권위의 힘을 빌려 자부심과 용기를 얻을 수 있다. 성소수자 친화적인 의료기관이라면 로비와 진료실 곳곳에 무지개 깃발을 놓고, 의료인은 옷에 무지개 뱃지를 부착해보자. 백 마디 말보다도 무지개 깃발 하나가 성소수자 아동·청소년과 라포를 쌓는 데 더 효과적일 때도 있다. 무거운 공기만 흐르는 진료실이 아니라 무지개가 둘러싸는 공간에서, 성소수자 아동·청소년은 혐오의 불안과 자신을 증명해야 한다는 부담을 느끼지 않고 상담을 시작할 것이다.

성소수자 아동·청소년의 양가적 감정

성소수자 아동·청소년은 자신을 언제 성소수자라고 인식할까? 성적지향 및 성별정체성을 인지하게 되는 시기는 정해져 있지 않고 생애주기 중에 언제든 가능하다.[8] 성소수자 아동·청소년은 흔히 성적지향 및 성별정체성이 고정되어 있지 않고 달라지는 성별유동성(gender fluid, 젠더플루이드)을 경험하기도 한다.[9] 어떤 트랜스젠더 아동·청소년은 명확하게 자신의 성별정체성을 인지하지만, 자신의 이름을 바꿔 부르거나 옷을 달리 입는 식의 행동으로 보여주기도 한다. 성적지향 및 성별정체성을 확인하는 가장 좋은 방법 중 하나는 아동·청소년이 직접 드러내는 말과 표현을 확인하는 것이다.

성소수자 아동·청소년은 성소수자가 아닌 아동·청소년과 마찬가지로 각자의 모습과 경험하는 성적지향, 성별정체성이 모두 다르다. 성소수자 정체성을 긍정하면서 커밍아웃에 고민이 적은 경우도 많다. 트랜스젠더 아동·청소년이 느낄 수 있는 성별불쾌감도 편차가 크다. 자신의 정체성을 확실히 인지하는 아동·청소년도 있지만 양가적 태도를 보이면서 정체성을 확신하지 못하기도 한다. 의료인은 아동·청소년이 자신의 정체성에 대해 양가적 감정을 느끼고 있다는 것을 알려줄 수 있다.

의료인은 대학 교육에서 배웠던 명확한 진단/치료법처럼 딱 떨어지고 확실한 결과를 선호하는 경향이 있는 것 같다. 그러나 개인이 경험하는 성적지향 및 성별정체성은 모호할 때도 많으며 바뀌기도 한다. 특정 질병을 치료할 때처럼 의료인이 확정적인 결론을 내려야 하는 것은 아니며 성소수자 아동·청소년이 애매하거나 불분명한 말을 하더라도 이에 대해 의료인이 책임을 느낄 필요는 없다. 성소수자 아동·청소년을 지지하는 의료인의 자세가 아직 양가적 감정을 느끼는 아동·청소년을 성소수자로 단정하고 '긍정하기 위해 서두르는 태도'로 이어지지는 않는지 확인해볼 필요도 있다. 성적지향 및 성별정체성을 결정하는 것은 온전히 성소수자 아동·청소년 각자의 몫이며 의료인의 역할은 여전히 잘 듣고 안전한 공간을 제공하는 것까지다. 의료인은 성소수자 아동·청소년이 이야기하는 다양한 정체성과 상태를 존중하는 태도를 가져야 한다. 의료인이 확실한 답을 갖고 있지 않다는 것을 인정하는 것이 아동·청소년과 라포를 쌓는 데 도움이 되기도 한다.

다양한 성별정체성 다루기

많은 의료인이 비교적 오래전에 정신장애 진단 체계에서 제외된 동성애보다 트랜스젠더, 논바이너리, 젠더퀴어 아동·청소년을 더 이해하기 어려워하는 것 같다. 이 절에서는 다양한 성별정체성을 보이는 아동·청소년에 관한 개입에 대해 조금 더 강조해서 설명하겠다.

소수자 스트레스 및 회복탄력성 모델에 맞춰 트랜스젠더 아동에 대한 개입의 개념도 변화해왔다. 정신장애 진단 체계에서 트랜스젠더가 병리화되어 있고 소수자 스트레스 개념이 소개되지 않았던 시대에는 트랜스젠더 아동·청소년의 성별정체성을 바꾸려는 전환치료가 시도된 바 있다. 그러나 '성별정체성을 지정성별에 맞춰 바꾸겠다'는 시도는 성공적이지 않았다. 오히려 아동·청소년 시기에 전환치료를 받은 트랜스젠더의 정신건강이 악화되었다는 것이 밝혀지면서 성별정체성을 바꾸려는 시도는 근거가 없는 것으로 드러났다.[10] 즉 전환치료는 무해성이라는 의료 행위의 기본적 원칙을 위배한다.

트랜스젠더의 탈병리화 후에는 트랜스젠더 아동을 '관찰 대기(watchful waiting)'하자는 주장이 늘어났다.[11, 12] 성별정체성을 바꾸려는 시도는 하지 않지만, 청소년기가 될 때까지 아동의 성별정체성에 대해서 지지하지 않고 그저 관찰만 하자는 것이다. 청소년기 이후가 되어서야 사회적 트랜지션(social transition)이나 호르몬, 수술적 치료 등을 허용한다. '관찰 대기'는 전환치료에 비해서는 전향적으로 트랜스젠더 아동·청소년의 성별정체성을 존중하는 것 같지만, 소수자 스트레스를 고려하지 않으며 회복탄력성 모델의 원칙과는 거리가 멀다는 한계가 있다. 관찰 대기를 받는 트랜스젠더 아동은 트랜스젠더가 아닌 아동과는 다르게 자신의 성별정체성에 대해 긍정받지 못한 채 아동기를 보낸다. 지켜보기만 하는 양육자의 태도는 아동이 자신의 성별정체성을 바꿔야 한다는 압박감을 느끼게 할 수도 있다.

'관찰 대기'에 이어 현재 가장 지지받고 있는 트랜스젠더 아동·청소년 개입 방법은 '성별을 긍정하기—경청하고 행동하기(Gender affirmative Model—listen and act)'이다.[13] 아동·청소년이 생의 어느 시기에 어떤 성별정체성을 느끼고 말하고 표현하든 그것이 진짜임을 인정해주고 충분히 지지하고 긍정하는 방법이다. 여기서 '긍정'은 사회적 트랜지션을 포함한다. 사회적 트랜지션은 표현하는 성별정체성에 맞춰 아동·청소년이 원하는 이름, 대명사, 옷 입기, 헤어스타일을 허용하는 것을 말한다. '성별을 긍정하기'와 사회적 트랜지션을 고려하는 이유는 이러한 개입이 아동·청소년의 성별불쾌감을 줄이고 심리적 고통을 감소시킬 수 있기 때문이다. 실제로 사회적 트랜지션을 하고 있는 트랜스젠더 아동·청소년은 연령 일치 대조군(트랜스젠더가 아닌 아동·청소년)과 비슷한 수준의 불안과 우울감만이 확인되었다.[14, 15] 핵심 원칙은 '아동·청소년이 스스로 느끼는 자신의 성별에 편안함을 느낄 수 있도록 돕는 것'이다. 의료인은 아동·청소년과 양육자에게 트랜지션의 개념과 필요성, 정서적 지원과 의료적 정보를 제공할 수 있다. '성별을 긍정하기'의 안전하고 긍정적인 경계 안에서 아동·청소년은 자신의 정체성에 대해 탐색할 기회를 얻을 수 있다.

'관찰 대기'와 '성별을 긍정하기' 사이에서 무엇이 나은 방법인지, 혹은 더 나은 개입 방법은 없는지에 관한 후속 연구는 필요하다. 현재까지는 '관찰 대기'와 '성별을 긍정하기' 등의 개입 방법을 개별적으로 접근하나 회복탄력성 모델에 맞춰 사회적 트랜지션을 포함하는 '성별을 긍정하기' 방법이 점차 지지받는 추세라고 정리해볼 수 있겠다. 어느 방법이든 기본 원칙은 동일하다. 우리는 아동·청소년이 스스로 느끼고 표현하는 성적지향과 성별정체성을 존중하며, 이를 바꾸려고 시도하지 않고, 그들의 정체성을 긍정한다.

양육자 상담이 핵심이다

아동·청소년 상담과 성인 상담의 가장 큰 차이가 아동·청소년은 양육자를 따로 고려해야 하며 양육자 상담이 아동·청소년의 상담만큼 중요하다는 것이다. 아동·청소년이 혼자 의료기관에 내원하는 경우도 더러 있지만 아동·청소년은 주로 양육자와 함께 의료기관에 내원한다. 아동·청소년의 의지가 아니라 양육자의 의지로 의료기관에 내원하여 의료인과 만나게 되는 경우도 많다. 의료인과 아동·청소년 간의 라포가 돈독하여도 양육자가 의료인과 의료기관을 신뢰하지 않는 바람에 진료가 중단되기도 한다. 의료인은 진료의 연속성과 질을 위하여 아동·청소년과의 상담만큼이나 따로 시간과 공을 들여 양육자와 대화하고 필요한 정보를 제공해야 한다.

아동·청소년이 성소수자라는 것을 알게 된 이후 혼란스러워하는 양육자가 많다. 어떤 양육자는 아동·청소년의 성소수자 정체성이 바뀔 수 있을 것이라 기대한다. 아마도 성소수자 정체성이 질병이라거나 비정상적이고 진지하지 않은 것이라는 오해와 두려움을 갖고 있기 때문일 것이다. 양육자는 아동·청소년의 성소수자 정체성이 양육자의 '책임' 혹은 '탓'이라고 여기기도 한다. 아동·청소년의 성적지향과 성별정체성을 수용하고 지지하는 것이 아동·청소년에게 해롭다고 오해하기도 한다. 같이 살아온 아동·청소년을 잃어버린 것 같은 감정이나 두려움, 아동·청소년 때문에 친인척이나 속해 있는 집단에서 배척받을 것 같다는 불안을 느낄 수 있고 양육자 간에 불화가 생기기도 한다. 이때 의료기관에 내원하게 된다면 의료인의 역할이 아동·청소년과 양육자 모두에게 중요하다.

먼저 성소수자 정체성이 병 혹은 질환이 아니며 극히 자연스러운 것임을 설명한다. 양육자가 걱정하는 것을 인정해주되 성별정체성이나 성적지향이 단순히 수용만으로 결정되는 것은 아님을 알려주어야 한다. 성소수자 정체성이 양육자와 관련된 특정 원인 때문에 결정되는 것이 아니라는 사실 또한 전달해 불필요한 죄책감을 느끼지 않도록 도와준다. 양육자에게 성소수자 아동·청소년이 겪을 수 있는 심리적 문제와 정신건강 관련 요인을 꼭 설명한다. 소수자 스트레스와 회복 탄력성 모델 개념을 이용해 성소수자 아동·청소년의 심리적 취약성과 더불어 부정적인 결과를 예방하거나 회복할 수 있는 방법이 있음을 알려준다. 트랜스젠더 아동·청소년의 경우 성별을 긍정해주는 양육자의 행동과 태도가 성별정체성을 결정하는 요인이 되지는 않는다는 것을 알려주면 '성별을 긍정하기' 개입을 시작하는데 도움이 되기도 한다.[16] 아동·청소년이 미래에 경험할 수 있는 관계, 사회적 인정, 괴롭힘, 의료적 처치, 성장하면서 경험할 수 있는 성적 관계, 사춘기, 결혼 등에 대한 양육자의 걱정을 회복 탄력성 모델에 기반해 상의할 수 있다.

의료인은 성소수자 아동·청소년이 여전히 가족 안에 존재한다는 것을 받아들이도록 돕고 아동의 정체성을 가족이 어떻게 받아들이고 있는지 알아본다. 아동·청소년이 성소수자이든 그렇지 않든 가족 구성원으로서 변하는 것은 없으며 아동·청소년의 정체성을 받아들이면서 가족이 유지될 수 있도록 돕는다. 또한 성별 고정관념이 강한 집단에 속한 성소수자 아동·청소년은 더 혼란스러울 수 있음을 알려준다. 예컨대 소위 '여성적인' 성역할과 '남성적인' 성역할 사이에 거리가 멀어 성적 표현에 대해 이분법적이고 배타적인 분위기의 가족일수록 트랜스젠더 아동·청소년은 성별불쾌감을 크게 느낄 수 있다.

아동·청소년 시기에 가족은 세상에서 가장 중요한 사람이다. 성소수자 아동·청소년이 인정받고 자신에 대해 긍정해주길 가장 원하는 존재는 아마도 양육자와 가족일 것이다. 양육자가 아동·청소년을 지지하는지 여부가 아동·청소년 정신건강의 부정적 결과를 예방할 수 있는 가장 중요한 요인이라는 것을 꼭 설명해주는 것이 좋다. 양육자가 성소수자 아동·청소년을 지지하는 경우 그렇지 않은 경우보다 심리적으로 건강하다는 연구를 인용해줄 수 있다.[17, 18] 그리고 양육자가 아동·청소년의 정체성을 부정했을 때 자살 및 시도, 물질 남용 등이 늘어난다는 것을 지지적인 태도로 알려줄 수 있다.

이런 과정을 통해 양육자는 성적지향과 성별정체성의 표현이 나양하고, 시간이 지남에 따라 변할 수 있으며, 아동·청소년에게 정체성을 탐색할 수 있도록 도와주는 것이 자신감과 수용에 중요하다는 것을 배울 수 있다. 의료인이 중재한 자리에서 아동·청소년과 양육자가 성소수자로서의 정체성과 의학적 개입에 대한 의견을 나눌 수도 있다. 미리 가족의 종교, 가족 내 분위기 등 문화적 배경을 알아두면 상담의 반응을 예측하고 요령 있게 면담하는 데 도움이 된다.

양육자가 아동·청소년의 성적지향, 성별정체성을 바꿀 수 있는지 의료인에게 문의하는 사례도 있다. 구체적으로 전환치료가 가능하냐며 묻기도 한다. 양육자가 아동·청소년에게 해가 될 수도 있는 처치를 요구한다면 의료인은 어떻게 대응해야 하는가? 양육자가 납득할 수 있도록 처치의 해악을 충분히 설명하는 것이 의료인의 당연한 책무다. 수긍이 어렵다면 미국정신의학회과 미국소아청소년정신의학회 등에서 일찍이 발표했던 전환치료에 대한 반대 성명을 인용할 수도 있다.[19, 20] 드물지만 가장 어려운 사례가 다른 의료기관이나 종교 시설 등에서 전환치료의 '필요성'에 대한 설명을 듣고 내원하는 경우다. 그래서 성소수자에 관해 편견과 오해를 가진 양육자일수록 처음 만난 의료인이 올바른 정보를 전달하는 것이 매우 중요하다. 양육자와 라포가 충분히 형성되었다고 판단이 되면 비교적 단호하게 성소수자 정체성을 바꾸려는 시도는 성공할 수 없으며 이로 인해 아동·청소년 정신건강이 크게 악화될 수 있음을 설명해주어야 한다.

아동·청소년 성소수자 양육자의 책이나 커뮤니티를 소개해주는 것이 의료인의 조언보다 훨씬 효과적일 수 있다. 성소수자부모모임에서 발간한《커밍아웃 스토리》와 같은 책을 소개해주고 다음 진료에서 책의 내용에 대해 함께 이야기해보는 것은 양육자의 이해를 돕는 데 큰 도움이 될 수 있다.

마지막으로 지켜야 할 원칙은 아동·청소년의 비밀 유지(confidentiality)이다. 아동·청소년과의 상담 내용을 궁금해하는 양육자도 있는데 처음 진료를 시작할 때부터 아동·청소년과 의료인 사이에서 나누는 얘기는 양육자에게 전달하지 않음을 미리 고지한다. 아동·청소년에게 자살, 자해, 학대 등과 같은 위험한 상황 외에는 진료 시 나누는 어떤 이야기도 외부에 비밀임을 알려준다. 특히 아동·청소년이 양육자에게 아직 커밍아웃하지 않은 채 의료인에게만 성소수자라는 사실을 알렸다면 비밀 유지에 철저해야 한다.

연령에 따른 의학적 조언과 위험 상황 확인

성소수자 아동·청소년의 진료에서 의료인의 가장 중요한 역할 중 하나가 아동·청소년 각자에게 필요한 의학 정보를 제공하는 것이다. 예컨대 트랜스젠더 아동·청소년이 의료기관에 내원했을 때 성별불쾌감을 줄이기 위한 의학적 개입은 연령에 따라 달라진다. 의료인은 트랜스젠더 아동·청소년과 양육자에게 성별불쾌감의 의미와 성별불쾌감을 줄일 수 있는 다양한 치료 정보를 제공할 수 있다. 이 책에 소개되어 있는 다양한 의학적 개입 방법을 숙지하고 아동·청소년과 양육자가 이해할 수 있는 쉬운 용어로 전달한다. 사회적 트랜지션이나 호르몬치료, 성확정수술 등 개입 방법을 결정하면서 아동·청소년과 양육자가 기존에 갖고 있는 의학 정보와 개입 후의 변화에 대한 기대 수준이 어느 정도인지 확인해보는 것이 필요하다. 호르몬치료, 성확정수술을 원하지만 아직 받지 못한 청소년과 치료 후의 자신의 모습에 대해 상의할 기회가 있을 것이다. 성적지향이나 성별정체성과 관련된 고민, 성별불쾌감 등의 문제가 해결된 미래의 모습에 대해 함께 상상해보자. 이 과정에서 청소년은 자신이 지지받는다고 느낄 수 있다.

또한 성소수자가 아닌 아동·청소년을 만날 때와 마찬가지로 성소수자 아동·청소년이 위험 상황에 놓여 있지는 않은지 확인해야 한다. 성소수자 아동·청소년은 양육자와 갈등이 있는 경우가 많고 물리적, 정서적 학대로 이어지는 경우도 많다. 친구에게 괴롭힘을 당하고 있을 수도 있다. 따라서 가족과 또래 집단 내에서 성소수자 아동·청소년이 안전한 상태인지 질문해야 한다. 보이스피싱, 몸캠, 카카오톡 오픈채팅방 등 SNS 사용으로 위험에 처해 있지는 않은지도 확인한다. 파트너가 있다면 안전하지 않은 성행위를 하고 있지는 않은지 확인하고 필요하다면 성교육을 한다.

성소수자 아동·청소년에게는 성소수자 의료가 필요하다

바야흐로 정신건강의 시대다. 아동·청소년의 심리와 양육법이 각종 미디어의 가장 중요한 소재가 되고, 어른들이 어린 시절 자신이 겪은 상처를 고백하는 모습을 보면서 우리는 아동·청소년이 겪는 아픔을 공감하고 안타까워한다. 차고 넘치는 정신건강 콘텐츠의 홍수 속에서도 유독 성소수자 아동·청소년은 주목받지 못하거나 그들의 정체성이 교정되어야 할 잘못처럼 여겨진다.

성소수자 아동·청소년의 자살 예방을 위해 설립된 미국의 비영리단체인 트레버 프로젝트(Trevor project)의 조사에 따르면 주변에 자신을 지지해주는 성인이 단 한 명이라도 있는 성소수자 아동·청소년은 그렇지 못한 경우보다 지난 1년 동안 자살 시도를 보고할 확률이 40% 낮았다.[21] 누구에게도 성소수자임을 드러내지 못하다가 처음으로 의료기관에서 자신의 정체성을 드러낸 성소수자 아동·청소년도 있다. 아동·청소년은 안전하다고 느낄 때 혹은 절박한 심정일 때 의료인에게 성소수자 정체성을 이야기할 것이다. 의료인이 성소수자 정체성을 상의할 수 있는 유일하게 의지할 수 있는 성인일 수도 있다. 지나친 책임감을 느낄 필요는 없지만, 트레버 프로젝트의 조사 결과처럼 성소수자 아동·청소년에게는 자신을 지지해주는 사람이 필요하다. 다시 우리의 어린 시절을 떠올려보자. 믿을 수 있는 누군가의 따뜻한 조언이 어려움을 견딜 수 있는 버팀목이 된다. 이것은 모든 아동·청소년에게 필요한 일이기도 하다.

지금까지 무겁게 이야기한 것처럼 성소수자 아동·청소년의 정신건강은 위태롭고, 위험한 상황에 놓여 있는 경우가 많다. 그러나 많은 성소수자 아동·청소년이 자신의 성적지향과 성별정체성을 안전하게 느끼고 건강하게 성장하기도 한다. 자신을 지지하는 양육자와 친구들 속에서 따뜻한 관계를 맺고 사랑을 한다. 성소수자 정체성에 관한 혼란이나 커밍아웃에 주저함이 없거나 매우 적은 아동·청소년도 많다. 성소수자라는 정체성은 기쁨과 슬픔이 교차하는 삶에 대해 더 깊고 진지하게 바라볼 기회가 되어주기도 한다. 성소수자 아동·청소년을 볼 때마다 '한 아이를 키우려면 온마을이 필요하다'는 격언을 떠올린다. 한 명의 성소수자 아동·청소년이 건강하고 행복하게 자라기 위해서는 가족과 친구, 더 나아가 이 사회 모든 일원의 도움이 필요하다. 그리고 우리의 마을에는 아동·청소년이 아플 때면 언제든 지지해줄 수 있는 성소수자 친화적 의료인과 의료기관이 있어야 한다. 성소수자 아동·청소년의 아픔은 그들의 몫이 아닌 어른들이 나눠야 할 사회의 책임이 되어야 한다.

이 장의 서두에 다음과 같은 질문을 던졌다. "나는 남자예요"라고 이야기하는 지정성별 여성인 고등학생, "남자 친구를 좋아하게 되었어요"라고 말하는 시스젠더 남성인 13세 청소년 또는 "7세 아들이 여자가 되고 싶다며 치마를 입으려 해요"라고 말하는 양육자를 만난다면 의료인은 무엇을 할 것인가? 이 물음에 대한 답변은 이 책을 읽고 있는 모든 의료인과 성소수자 아동·청소년 그리고 양육자가 함께 채워가시기를 바란다.

12장

의료인을 위한 성소수자 의료 교육

윤현배

윤현배

서울대학교 의과대학을 졸업하고 서울대학교병원에서 내과 수련을 마쳤으며, 의학교육학으로 박사학위를 받았다. 현재 서울대학교 의과대학에서 학생들을 가르치며, 그들에게 필요한 교육이 무엇인지 고민하고 있다. 지금까지 환자 중심 통합임상실습, 국제보건 교육과정 등을 개설하여 운영해왔으며, 2021년부터 국내 최초 성소수자 의료교육과정을 시작했다. 한국의학교육학회, 한국성소수자의료연구회 등에서 활동하며 우리 사회에 필요한 의료인을 양성하기 위해 노력하고 있다.

의료인과 예비 의료인을 위한 성소수자 의료 교육은 왜 필요한가

현재 우리 사회에서 의료인과 학생을 위한 성소수자 의료 교육은 왜 필요한가? 국내 성소수자들이 믿고 마음 편히 이용할 수 있는 전문적이고도 친화적인 의료기관이 턱없이 부족하기 때문이다. 더 정확하게 이야기하자면, 국내에는 성소수자를 차별하지 않으면서 적절한 의료를 제공할 수 있는 의료인이 너무나 부족하기 때문이다. 이제는 세계적인 의료 수준을 자랑하는 대한민국에서 왜 이런 문제가 지속되고 있을까? 그동안 국내 의과대학과 수련병원에서 성소수자의 존재와 성소수자가 필요로 하는 의료에 대해서 전혀 교육하지 않았기 때문이다. 의과대학에는 성소수자 의료 수업이나 교육과정이 없고 내과, 가정의학과, 정신과, 산부인과, 성형외과 등

임상과의 수련 과정에도 성소수자 의료 관련 내용이 포함되어 있지 않다. 오직 소수의 의사만이 해외로 유학을 다녀오거나 독학을 통해 성소수자에게 필요한 의료를 제공하고 있었다. 이제는 달라져야 한다. 포용적이고 역량을 갖춘 의료인은 성소수자 친화적인 의료의 가장 핵심적인 요소이며, 의료인과 예비 의료인을 교육하는 것은 성소수자 의료를 실현하는 데에 있어서 가장 중요한 첫걸음이다.

해외에서는 어떻게 성소수자 의료를 교육할까

해외에서는 성소수자 의료를 어떻게 교육하고 있을까? 성소수자 의료는 북미에서 가장 적극적으로 교육하고 있는 것으로 보인다. 벌써 10여 년이 지났지만, 지난 2010년에 미국의과대학협회(Assoication of American Medical Colleges, AAMC)에서 미국과 캐나다의 176개 의과대학 중 150개 대학을 대상으로 성소수자 의료 교육과정에 대한 설문조사를 시행하여 발표한 적이 있다.[1] 미국과 캐나다의 의과대학은 임상실습 전에 평균 4시간 정도를 성소수자 의료에 할애하고 있었으며, 관련된 임상실습은 평균 2시간 정도였으나 학교별로 격차가 컸다. 의과대학에서 전통적으로 중요하게 다루고 있는 HIV감염증과 성매개감염증만큼이나 성적지향과 성별정체성에 대해서도 비슷한 수준으로 비중 있게 교육하고 있는 것으로 나타났다. 예를 들어, 거의 모든 의과대학에서 학생들이 환자의 병력(medical history)을 청취할 때 환자의 성 건강력을 구체적으로 물어보도록 교육하고 있다고 응답하였다.

하지만 2016년에 미국 의과대학 학생단체 연합이 시행한 설문조사에서 의과대학 학생 1,097명이 응답한 결과를 살펴보면, 정작 학생들은 충분히 만족하지 않는 것으로 나타났다.[2] 응답자의 96.0%는 젠더의학(gender medicine)이 의사의 진료 역량을 향상하는 데에 도움이 된다고 응답하였으며, 94.2%가 젠더의학이 의과대학 교육과정에 포함되어야 한다고 응답하였다. 반면에 의과대학 교육과정에 젠더와 관련된 수업이 포함되어 있다고 응답한 학생은 48.1%였고, 교육과정이 젠더 이슈에 대하여 더 잘 이해할 수 있도록 도움이 되었다는 응답은 43.1%, 스스로 의료의 젠더 이슈를 다룰 준비가 되어 있다고 응답한 학생은 34.5%에 불과하였다. 이처럼 미국과 캐나다에서 상대적으로 일찍 성소수자 의료, 젠더의학 등을 교육하기 시작하였지만, 북미에서조차 여전히 충분하지 않다는 것을 알 수 있다.

이러한 문제의식을 미리 감지한 듯, 미국의과대학협회는 지난 2014년에 성소수자 의료 교육 확대를 촉구하는 권고안을 발표했다.[3] 미국의과대학협회의 권고안은 의학교육의 역할을 다음과 같이 규정하고 있다.

- 의학교육은 성소수자의 건강 취약성과 회복탄력성(resilience)

에 대한 의료인의 인식과 지식을 향상해야 한다.

- 학생들이 장차 성소수자에게 높은 수준의 환자 중심 진료를 제공할 수 있도록 충분히 교육해야 한다.

- 학생들이 성소수자 건강 향상을 위한 대변자(advocate)가 될 수 있도록 학생들에게 영감을 주고 격려해야 한다.

- 그동안 주로 의과대학 학생들과 지역사회 의료인들의 노력으로 성소수자 의료 교육에도 중요한 진전이 있었다.

- 미국의과대학협회를 비롯한 의학교육 관련 단체들은 성소수자 의료 교육의 요구와 필요성을 인식하고 있으며, 모든 의과대학이 이를 반영하여 교육과정을 개선하기를 촉구하는 바이다.

미국의과대학협회의 권고안은 성소수자 의료에 있어서 의과대학뿐만 아니라 의료인의 역할에 대해서도 특별히 강조하고 있다. 미국 사회에서도 마찬가지로 성소수자는 일생에 걸쳐 차별과 혐오, 폭력을 경험하며 상처를 내재화하는 경우가 많은데, 이러한 경험과 상처가 환자-의료인 관계에 미치는 영향을 이해하는 것은 환자 중심 진료의 핵심적인 요소이자 출발점이 된다. 즉, 환자 중심적이고 친화적인 진료 환경에서조차 성소수자는 과거의 경험 때문에 항상 조심스럽고 두려운 마음을 가질 수 있으며 의료진에 대해서도 방어적인 태도를 지닐 수 있다. 이런 상황에서 의료인의 작은 실언이나 실수도 성소수자에게 상처를 주고 그를 더 방어적으로 만드는 악순환을 초래하게 된다. 반면 성소수자 의료를 위한 적절한 지식과 태도, 역량을 갖춘 의료인은 이러한 악순환의 고리를 끊는 중요한 역할을 할 수 있다. 이미 의료 현장에 있는 의료인과 장차 의료인이 될 학생들에 대한 교육이 그토록 중요한 이유이다.

미국의과대학협회는 홈페이지를 통하여 성소수자 의료와 관련한 다양한 교육자료를 제공하고 있다.[4] 성소수자 의료에 필요한 지식과 태도, 기술뿐만 아니라 구체적인 교육 방법에 대한 강의 영상 등을 제공하고 있으며, 효과적인 임상 교육을 위한 다양한 성소수자 진료 시나리오도 영상으로 제공하고 있다. 아울러 협회는 교육과정뿐만 아니라 의과대학의 문화도 함께 개선해야 한다고 촉구한다. 의과대학에 포용적인 문화를 확산하기 위해서는 기관과 전체 구성원들의 참여가 필요하고, 포용적이고 반차별적인 규정과 정책이 뒷받침되어야 한다는 것이다. 대학은 기관 내에 다양성을 추구하고 격려해야 하며, 이러한 노력을 기관 내에만 국한하지 않고 지역사회에 참여하면서 확산해야 한다고 강조한다.

미국의과대학협회의 권고안에 호응하여, 비슷한 시기에 미국 내 여러 의과대학이 실제로 성소수자 의료 교육을 확대한 것으로 보인다. 대표적으로 동부의 하버드대학교 의과대학(Harvard Medical School)과 서부의 워싱턴대학교 의과대학(University of Washington School of Medicine)이 있다. 하버드 의과대학은 2016년에 4학년 학생들을 위한 선택 임상실습 과정을 최초로 개설하였다.[5] 기존에 이루어지던 성소수자 의료 교육이 대부분 강의에 국한되고 임상실습은 평균 2시간 정도로 매우 제한적이었던 것에 비하여, 하버드 의과대학 성소수자 의료 선택 임상실습 과정은 4주 동안 집중적으로 진행된다. 학생들은 자신의 관심사에 따라 진료 대상의 연령군(청소년, 성인, 노인 등)이나 정체성(동성애, 트랜스젠더 등)을 선택할 수도 있으며, 대학병원과 지역사회에서 해당 성소수자들을 진료하는 클리닉을 순환하여 실습한다. 하버드 의과대학은 성소수자 의료와 관련한 수업이나 과정을 개설하였을 뿐만 아니라, 교육과정 전반과 의과대학 문화에 걸쳐 소수자에 대해 차별적인 부분이 있지는 않은지 검토하고, 이를 포용적으로 개선하기 위해 대학 전체가 노력하고 있다.

워싱턴 의과대학은 이보다 한 걸음 더 나아가, 2017년에 4년짜리 성소수자 의료 교육과정(LGBTQ Health Pathway)을 개설하였다.[6] 성소수자 의료 교육과정에 참여하는 학생들은 1학년 때부터 3개의 온라인 수업과 2개의 선택과정을 이수하고, 36시간 이상 지역사회 성소수자 관련 지원활동에 참여해야 하며, 지도교수와 함께 성소수자 건강 관련 연구 프로젝트를 수행해야 한다. 임상실습이 시작되면 성소수자 진료 클리닉에서 4주 동안 진료에 참여하게 된다. 의과대학 4년에 걸쳐 이 과정을 모두 마치면 수료증을 받게 되는데, 이를 전공의 과정에 지원할 때 자료로 제출할 수 있다. 2020년까지 총 43명이 성소수자 의료 교육과정에 참여하였으며, 2020년 봄에 최초로 8명이 과정을 수료하였다고 한다.

성소수자 의료 교육은 어떤 내용으로 구성해야 할까

성소수자 의료 교육은 어떤 내용으로 어떻게 구성해야 할까? 일률적인 정답이 있을 수는 없으며, 시대에 따라 그 사회에 필요한 교육 내용이 있을 것이다. 하지만 미국 보스턴 터프츠대학교(Turfs University)의 학생단체인 터프츠생의학퀴어연합(Tufts Biomedical Queer Alliance)이 2018년에 발표한 권고안은 충분히 참고할 만하다.[7] 위 학생단체는 미국의과대학협회의 권고안 등을 참고하여, 의과대학에서 학년별로 순서대로 다루면 적절할 주제와 내용을 제시하였다. 미국의과대학협회에서 의과대학 학생들과 지역사회 의료인들의 노력으로 의학교육이 전진하고 있다는 점을 특별히 언급한 이유를 새삼 확인할 수 있다. 다만 나라마다 사회적, 의료적 여건이 다를 수밖에 없으므로, 해외 교육과정을 참고하면서도 우리의 현실에 맞는 교육과정을 기획하는 것이 필요하다. 서울대 의대 성소수자 의료 교육과정을 준비하면서도 참여하였던 강사진과 함께 우리의 실정에 맞는 교육의 내용과 방법에 대한 고민을 많이 나누었다. 그러한 경험에 기반하여 국내 성소수자 의료 교육을 어떤 내용으로 어떻게 구성하면 좋을지 정리해보았다.

교육 목표 설정

성소수자 의료 교육을 기획할 때 가장 먼저 생각해야 할 것은 교육 목표이다. 의료인 혹은 예비 의료인을 대상으로 성소수자 의료를 교육할 때, 우리가 기대하는 것은 무엇인가? 성소수자 의료 교육을 받은 의료인과 예비 의료인은 무엇을 할 수 있어야 하는가? 이러한 교육 목표가 결국 교육 내용과 방법을 결정하게 될 것이다.

성소수자 의료 교육의 가장 기본적인 교육 목표는 의료인과 예비 의료인이 진료실에서 만나는 성소수자를 편견과 차별 없이 대하도록 하는 것이다. 더 나아가서는 성소수자가 겪는 건강 불평등과 격차를 해소하고 성소수자의 건강과 삶의 질을 높이는 노력에 동참하는 적극적인 옹호자가 되도록 하는 것이다. 성소수자 중에서도 특히 트랜스젠더의 경우에는 성전환과 관련한 의료적 필요(needs)가 있을 수 있다. 이러한 의료적 필요는 많은 경우 전문적인 내용이기 때문에 모든 의료인이 이를 적절하게 제공할 수 있도록 교육하기는 어렵다. 다만 모든 의료인과 예비 의료인이 성전환과 관련한 의료적 필요에 대하여 기본적인 원칙과 과정을 이해하고, 이를 기반으로 트랜스젠더 당사자에게 적절한 상담을 제공하고, 필요한 경우에는 해당 전문가에게 의뢰할 수 있어야 한다.

성소수자의 존재 인지

성소수자 의료 교육의 시작은 일단 우리 사회에 성소수자가 엄연히 존재한다는 사실을 아는 것으로부터 출발한다. 많은 의료인과 예비 의료인이 성소수자 환자 혹은 당사자를 거의 만난 적이 없다고 생각하지만, 우리 사회에서 성소수자는 스스로 충분히 드러내지 못하고 있을 뿐 누구나와 마찬가지로 존재하고 살아가고 있으며 적절한 의료서비스가 필요하다. 현재 국내에는 성소수자 현황에 대한 기본적인 자료조차 없는 실정이지만, 외국의 자료를 통해 간접적으로 추정할 수 있다. 2020년 미국에서 18세 이상 성인 15,000명을 대상으로 시행한 갤럽 조사에서 응답자의 5.6%가 자신을 성소수자로 규정하였으며, 0.6%가 트랜스젠더라고 응답하였다.[8] 우리 사회에서도 성소수자가 의료의 장벽 없이 의료서비스를 마음 편히 이용할 수 있게 된다면, 의료인은 진료실에서 하루에 최소한 한 번은 성소수자 환자를 만날 수 있고, 일주일에 한 번은 트랜스젠더 환자를 만날 수 있다.

용어 인지 및 사용

성소수자를 제대로 이해하고 적절하게 소통하기 위해서는 성소수자의 성적지향과 성별정체성을 표현하는 용어(terminology)를 정확하게 알고 제대로 사용해야 한다. 대표적으로, 성소수자를 포괄적으로 지칭하는 LGBTQ(lesbian, gay, bisexual, transgender, queer)가 있겠다. 다만 주의해야 할 점은 이러한 개념은 의학에서 흔히 질병을 분류하는 것처럼 성소수자를 정체성에 따라 명확하게 구분하기 위해서 배우는 것이 아니라, 성소수자가 스스로 표현하는 정체성을 의료인이 이해하고 서로 원활히 의사소통하기 위하여 알 필요가 있는 것이다. 이러한 각각의 정체성을 서로 배타적으로 구분되는 것으로 이해하기보다는 스펙트럼으로 이해하는 것이 적절하며, 모든 사람의 성체성은 시간에 따라서 변할 수도 있음을 알아야 한다. 노한 최근에는 새로운 개념과 용어가 계속 나오고 있으므로, 성소수자 환자 혹은 당사자가 사용하는 단어를 잘 알지 못하는 경우가 있을 수 있다. 이럴 때는 솔직하게 모르는 사실을 밝히고 정중하게 설명을 요청하면 된다.

비병리화와 정신의학적 접근

성소수자의 성적지향 및 성별정체성과 관련한 정신의학의 진단기준 및 질병분류 체계가 성소수자 당사자들의 노력과 정신의학계의 호응으로 꾸준히 변화하였으며, 지난한 과정을 거쳐 결국 모두 비병리화(depathologize)되었다는 사실을 명확하게 아는 것이 중요하다. 즉 이제 정신의학에서 성별비순응은 그 자체로 더 이상 질병이 아니며, 임상적으로 주목해야 하는 것은 그로 인해 발생하는 유의미한 스트레스이다. 성소수자 의료에서 정신의학적 접근은 크게 두 가지 의미와 역할이 있다고 볼 수 있다. 위에서 언급한 바와 같이 트랜스젠더의 경우에는 성별비순응 그 자체로 정신적 스트레스를 겪기도 하지만, 다양한 스펙트럼의 성소수자는 가족 내에서나 직장, 사회에서도 갈등과 차별로 인하여 고통을 받게 된다. 정신의학적 상담을 통하여 정신적으로 고통받는 성소수자를 지지하고 필요한 경우 의료적 조치를 제공하는 것이 첫 번째 역할이라 하겠다. 두 번째 역할은 트랜스젠더의 성확정에 필요한 정신의학적 상담과 진단이다. 일각에서는 정신의학적 진단이 트랜스젠더의 성확정에 꼭 필요한 절차인지 비판하기도 하지만, 충분한 정신의학적 상담은 보편적으로 권장되고 있다.

선행 연구 고찰

우리 사회에서 성소수자가 겪는 차별과 혐오로 인하여 어떠한 건강 격차와 불평등이 발생하고 있는지 선행 연구 결과를 통하여 근거를 제시할 수 있어야 한다. 안타깝게도 성소수자의 건강과 관련한 연구는 상대적으로 많지 않으며, 특히 해외에 비해서 국내 연구는 더 부족한 실정이다. 다행히 최근에는 국내 연구진을 통하여 국내 성소수자의 건강 격차와 불평등에 관한 연구 결과가 꾸준히 나오고 있으므로, 이러한 연구 결과를 파악함으로써 국내 성소수자 의료의 출발점과 나아가야 할 방향이 어디인지 이해할 수 있다. 다만 현재까지 대부분의 연구가 주로 성소수자의 정신건강에 국한하고 있어서, 향후 성소수자의 포괄적인 건강과 삶의 질에 관한 연구가 더 확대될 필요가 있다.

병력 청취

이러한 정확한 개념과 지식을 바탕으로 성소수자에 대한 병력 청취를 효과적으로 수행할 수 있는 능력이 성소수자 의료에 필요한 가장 기본적인 임상 역량이라고 할 수 있다. 환자에 대해 선입견을 지니지 않고 섣불리 판단하거나 차별하지 않는 태도는 환자 진료의 기본적인 원칙이지만, 성소수자 진료에서는 다시 한번 강조할 필요가 있다. 성소수자 환자라 하더라도 일반적인 병력 청취는 특별히 다를 것이 없겠지만, 성 건강력 청취는 추가적인 지식과 역량이 필요하다. 특히 국내에서는 여러 가지 제약으로 성소수자뿐만 아니라 모든 환자의 성 건강력을 충분히 확인하고 있지 않은 실정이라, 환자의 성 건강력을 정중하면서도 정확하게 파악하는 역량을 갖추는 것은 더욱 중요하다고 하겠다. 일반적인 병력 청취와 마찬가지로 이론만으로 적절한 역량을 갖출 수는 없으며, 진료 시나리오와 표준화 환자(standardized patient) 등을 활용한 반복적인 연습이 필요하다.

상담 수행

병력 청취를 마쳤다면 다음으로 성소수자의 건강 증진과 질병 예방을 위한 기본적인 상담을 수행할 수 있어야 한다. HIV감염증이나 기타 성매개감염증 등을 예방하기 위한 안전한 성생활에 대한 권고와 교육, 성소수자에게 필요한 기본 검진에 대한 안내가 여기에 포함된다. 성 건강력 청취와 마찬가지로 안전한 성생활에 대한 교육도 국내 의료에서 부족한 것이 현실이다. 성소수자뿐만 아니라 모든 환자에 대한 성 건강력 청취가 충분히 이루어졌다면, 각자의 성 건강력에 맞추어서 안전한 성생활에 대한 교육을 하면 된다. 즉 성소수자에게 특별히 필요한 안전한 성생활 교육이 따로 있다기보다, 각자의 성생활에 맞는 적절한 교육이 누구에게나 제공될 필요가 있다. 기본 검진도 마찬가지라고 볼 수 있다. 트랜스젠더의 경우 다양한 스펙트럼이 있을 수 있으므로, 기본적으로 현재 가지고 있는 장기나 기관별로 기본 검진을 시행하는 것이 원칙이다.

성확정의 의료적 조치에 대한 이해

트랜스젠더의 성확정에 필요한 정신과적 상담, 호르몬요법, 수술적 접근 등은 의학적으로 상당히 전문적인 내용이라고 할 수 있다. 따라서 피교육자의 현재 수준, 해당 전공 등에 맞게 내용이 구성되어야 할 것이다. 일반의 수준을 목표로 하는 의과대학 교육에서는 성확정의 의료적 조치에 대한 자세한 내용까지 다 교육할 수도 없고 효과적이지 않다. 하지만 의과대학 교육을 받은 모든 의료인이 성확정의 의료적 조치에 대한 기본적인 원칙과 과정은 이해해야 필요한 경우 전문가에게 적절하게 의뢰할 수 있을 것이다. 이보다 전문적인 내용은 관련된 임상과의 전공의 수련 과정에서 교육과 훈련이 이루어져야 한다. 다만 한 가지 유념해야 할 것은, 어떠한 내용까지 의과대학 교육에서 필수적으로 다룰 것인가는 확고부동하게 결정되어 있다기보다 시대에 따라 계속 변화한다는 사실이다. 성확정의 의료적 조치에 대한 사회적 요구가 늘어나게 되면 더 많은 내용을 의과대학 교육에서 다루게 될 것이다.

성소수자 의료 임상실습

흔히 의학교육의 핵심은 임상실습에 있다고 말하곤 한다. 학생들이 환자를 직접 만나고 진료를 경험하면서 배우고 느끼는 것이 가장 많기 때문이다. 성소수자 의료라고 크게 다를 것은 없다. 학생들은 임상실습 전까지 이론을 배우고 표준화 환자를 통하여 연습했던 내용을 바탕으로 실제 성소수자 진료를 참관하고 본인의 지식과 태도, 역량을 직접 실천해볼 수 있다. 그 과정에서 스스로 성찰하고 주변 동료나 선배, 지도교수, 그리고 환자 당사자의 피드백과 조언을 받으면서 부족한 점을 보완할 수 있을 것이다. 의과대학에서 아무리 교육을 열심히 하더라도 모든 학생을 완벽하게 준비하여 졸업시킬 수는 없기에, 이러한 자기성찰과 지속적인 개선을 경험하고 연마하는 것은 특히나 더 중요하다고 할 수 있다. 다만 안타까운 것은 모든 학생에게 이러한 임상실습 기회를 제공하는 것이 현실적으로 어렵다는 점이다. 따라서 국내에서도 해외에서와 마찬가지로 성소수자 의료 임상실습은 일단 관심이 많고 열의가 높은 학생들을 중심으로 선택과정으로 운영해야 할 것으로 보인다.

권익·연구 활동 참여하기

마지막으로 성소수자 권익 활동이나 성소수자 건강 관련 의학 연구에 참여하는 것을 고려해볼 수 있다. 성소수자 권익 활동은 미국 워싱턴 의과대학의 사례처럼 성소수자의 건강권뿐만 아니라 보편적인 인권 향상을 위한 활동에 일정 기간 참여하여 경험하는 것이다. 국내에는 여러 성소수자 당사자 혹은 권익 단체가 미국처럼 지역사회 곳곳에 있는 것은 아니지만, 비온뒤무지개재단, 성소수자부모모임, 띵똥, 노스웨스트호, 아이샵 등 서울을 중심으로 다양한 비영리 권익 단체가 활동하고 있다. 학생들이 성소수자 건강 관련 의학 연구에 참여하는 것도 중요한 경험이 될 수 있다. 국내 일부 의과대학에서는 이미 일정 기간의 의학 연구 과정을 운영하고 있으므로 이를 활용할 수 있을 것이다. 다만 이러한 성소수자 권익 활동 및 관련 의학 연구 참여 기회를 모든 학생에게 제공하기는 어려우므로, 이 과정 역시 성소수자 의료 임상실습과 마찬가지로 선택과정으로 운영해야 할 것이다. 권익 활동과 의학 연구 참여 모두 지도교수의 지속적인 관심과 지도가 매우 중요하다.

이처럼 의과대학의 성소수자 의료 교육과정은 모든 학생이 이수해야 하는 필수과정과 일부 학생이 참여하는 선택과정으로 구성할 수 있다. 성소수자 의료의 핵심적인 개념과 이론에 대한 수업과 표준화 환자를 활용한 병력 청취 연습은 최대한 많은 학생이 필수로 경험할 필요가 있다. 성소수자 의료 임상실습과 성소수자 권익 활동, 관련 의학 연구 참여 등은 일부 관심이 많고 열의가 있는 학생들에게 우선 제공되어야 할 것이다. 이 둘 사이의 구분이 절대적인 것은 아니며, 하나의 스펙트럼이라고 보는 편이 더 맞을 것이다. 최대한 많은 내용을 모든 학생에게 교육하면 좋겠지만, 시간은 한정되어 있고 새로운 의학 지식과 분야는 계속해서 늘어나고 있기에, 결국 우리는 시대적, 사회적 요구와 우선순위를 고려하여 선택할 수밖에 없다. 물론 시간이 지남에 따라 우리의 선택은 달라질 수 있을 것이다.

서울대학교 의과대학 성소수자 의료 교육과정의 경험

지난 2021년 봄, 서울대학교 의과대학에서 국내 최초로 성소수자 의료를 주제로 선택과정이 개설되었다. 의학과 2학년을 대상으로 하는 4주(1주일에 4시간씩 총 16시간) 기간의 선택과정이었다. 미래 의료인으로서 다양한 성적지향과 성별정체성을 가진 환자를 편견 없이 대하며, 적극적이고 우호적인 자세로 성소수자의 건강 및 삶의 질 향상에 동참할 수 있도록 하는 것을 과정의 목표로 삼았다. 국내 의과대학에서는 성소수자 의료가 여전히 낯선 분야였기 때문에, 교내 교수진만으로 과정을 개설하기는 어려웠다. 따라서 외부 전문가들에게 도움을 요청하여 함께 과정을 구성하였다. 2학년 학생들은 다양한 주제로 개설된 여러 선택과정 중에 하나를 선택할 수 있었는데, 2021년 첫해에는 12명의 학생이 성소수자 의료 과정을 신청하였다.

첫째 주에는 인권 변호사이자 성소수자 당사자이기도 한 박한희 변호사를 초청하여 성소수자의 개념, 역사적 과정, 사회적 차별과 혐오로 인한 건강권의 침해와 건강 불평등, 그리고 이를 개선하기 위한 노력에 대하여 살펴보는 시간을 가졌다. 이어서 북미권을 중심으로 해외 의과대학의 성소수자 의료 교육과정에 대해서 알아보면서, 해외에서는 성소수자 건강과 의료와 관련된 교육이 더 적극적으로 이루어지고 있음을 확인할 수 있었다.

둘째 주에는 고려대학교 보건과학과 이혜민 박사와 서울대 의대

감염내과 박완범 교수를 초청하여 국내외 성소수자 건강 및 의료 실태에 관한 연구 결과를 살펴보고, HIV감염 성소수자의 진료 경험 등을 함께 나누는 시간을 가졌다. 국내 성소수자들이 건강과 의료에 있어서 차별과 배제를 겪고 있음을 확인할 수 있었다.

셋째 주에는 국립중앙의료원 산부인과 윤정원 교수를 초청하여 성소수자 건강을 위한 의료적 접근에 대한 강의를 진행하였는데, 가장 기본적인 병력 청취와 신체 진찰부터 건강검진, 성확정을 위한 호르몬요법과 수술적 접근에 이르기까지 구체적인 내용을 배울 수 있어서 학생들의 관심이 매우 높았다. 이어서 성적지향과 성별정체성에 관한 정신의학의 진단기준 및 질병분류 체계가 개정된 의미, 정신과적 상담과 지지에 대해 서울대 의대 정신건강의학과 박지은 교수가 강의를 해 주었다.

마지막 주의 수업은 성소수자 친화적인 의료기관 중 하나로 잘 알려진 의료사회적협동조합 살림의원에서 진행되었다. 성소수자 친화적 의료환경의 원칙과 서비스 디자인에 대하여 살림의원 추혜인 원장에게 설명을 듣고 살림의원을 함께 둘러보면서 성중립 화장실을 직접 살펴보기도 하였다. 이번 과정의 마지막 단계로, 참여 강사진이 직접 개발한 성소수자 진료 면담 역할극 세 편을 학생들과 함께 진행하였다. 역할극을 경험하고 피드백을 주고받는 과정을 통하여, 4주간의 성소수자 의료 과정에서 배운 내용을 직접 적용해보고 성찰하면서 드는 느낌과 생각을 함께 나눌 수 있었다.

학생들은 평소에 접하기 어려운 주제에 대하여 배울 수 있었던 점, 성소수자 건강과 관련된 활동·연구·진료에 참여하고 있는 전문가로부터 생생한 경험을 들을 수 있었던 점, 그리고 성소수자 친화적인 의원을 직접 방문하고 의료진을 만날 수 있었던 점 등을 과정의 큰 장점으로 꼽았다. 의대 필수 교육과정이 아닌 선택 교육과정이라서 다른 학생들에게 교육의 기회가 없다는 점을 가장 아쉬워하였으며, 향후 임상실습 과정 중에 성소수자 진료를 직접 참관할 수 있기를 희망하였다. 참여 강사진은 성소수자 의료 과정이 조만간 의과대학 필수 교육과정에 포함되기를 바라고 있으며, 이번에 개발한 성소수자 진료 면담 역할극 등을 다른 국내 의과대학에서도 적극적으로 활용할 수 있기를 기대하고 있다.

서문에서 밝혔듯이 학생들의 요청으로 4학년 성소수자 의료 선택 임상실습 5주 과정도 2021년에 연달아 처음으로 개설하게 되었다. 메일을 보낸 학생을 포함하여 4학년 학생 4명이 신청하여 참여했다. 임상실습 과정이기는 하지만 참여 학생들은 전에 성소수자 의료에 대한 수업을 들은 적이 없었기 때문에, 2학년 선택과정의 수업 내용을 기본적으로 포함하였다. 5주 동안 강동성심병원 성형외과 젠더클리닉(김결희 교수), 순천향병원 산부인과(이은실 교수), 국립중앙의료원 산부인과(윤정원 교수), 살림의원 산부인과(최예훈 원장)와 정신과(장창현 원장)를 순환하면서 진료를 참관하였다. 국립중앙의료원에서는 성소수자 당사자와 직접 면담할 수 있는 기회도 가질 수 있었다. 4학년 선택과정에서는 임상실습 외에도 추가적인 경험과 기회를 제공하고자 하였다. 국내 성소수자 건강 격차와 관련한 논문들을 리뷰하였고, 관련 연구를 수행한 이혜민 박사를 초청하여 성소수자 건강 세미나를 두 차례 진행하였다. 응급의학과 전문의인 서울대병원 공공진료센터 이선영 교수의 지도하에 해외에서 개발한 성소수자 진료 영문 가이드 3편을 공동 번역하여 국내 성소수자 진료 의료진에게 공유하고 검토를 받았다. 공익인권 변호사 모임인 '희망을만드는법'에 실습을 나온 로스쿨 학생들과 함께 성소수자 건강권과 법제도 등을 주제로 두 차례 공동 세미나를 진행하였으며, 비온뒤무지개재단, 성소수자부모모임, 띵똥, 노스웨스트호, 아이샵 등 성소수자 권익 단체와 함께 공동 간담회도 진행하였다.《왕진 가방 속의 페미니즘》의 저자인 살림의원 추혜인 원장을 초청하여 북 콘서트를 진행하였고, 한국성소수자의료연구회 제1회 오픈 세미나에도 함께 참여하였다. 학생들은 선택 임상실습 과정을 통하여 이론을 배우는 것을 넘어 실제로 성소수자 진료를 참관하고 당사자를 직접 만나서 면담하고 경험과 생각을 나눌 수 있었다는 점을 가장 큰 장점으로 꼽았으며, 매우 감사하고 만족해하였다.

국내 성소수자 의료 교육이 가야 할 방향은 무엇일까

서울대 의대에서 처음으로 성소수자 의료 교육과정을 개설하여 운영하면서 느끼고 깨달은 점이 몇 가지 있다. 첫째, 이미 학생들에게는 성소수자 의료 교육에 대한 요구가 충분히 있다는 사실이다. 그동안 학생들이 관심이 없었던 것이 아니라, 대학과 교수의 관심과 노력이 부족했다는 사실을 뼈아프게 깨닫게 되었다. 둘째, 비록 짧은 과정이지만 학생들이 상당히 만족하였고, 과정을 통하여 성소수자 진료에 대한 자신감이 향상된 것을 확인할 수 있었다. 셋째, 이러한 학생들의 요구와 교육 효과에도 불구하고, 각 학교에서 개별적으로 성소수자 의료 과정을 개발하고 운영하는 일이 쉽지는 않겠다는 생각이 들었다. 서울대 의대에서 개설된 두 과정도 여러 외부 전문가들의 참여와 도움이 없었다면 불가능했을 것이다.

성소수자 의료 교육과정을 전국 의과대학으로 확산하기 위해서는 공동의 노력이 필요할 것으로 생각된다. 공통 필수 교육과정을 함께 개발하고, 필수적인 강의는 온라인으로 제작하여 공유하는 것을 고려해볼 수 있다. 이번에 서울대 의대에서 개발한 성소수자 진료 역할극 시나리오 세 편이 있지만, 향후에는 시나리오를 보완하거나 추가로 개발하고 표준화 환자도 공동으로 훈련하여 준비할 수 있겠다. 효과적인 교육을 위해서는 교재가 필요한데, 한국성소수자의료연구회에서 함께 집필한 이 책이 그 첫 번째 역할을 해주기를 기대하고 있다. 결국 성소수자 의료의 교육에서부터 진료, 연구에 이르기까지 관련 전문가들이 모여서 서로 경험과 지식을 공유하고 의견을 모으며, 앞으로의 방향과 대안을 제시하는 모임이 필요하다. 현재는 몇몇 전문가들이 모여서 '한국성소수자의료연구회'라는 이름으로 시작하였지만, 언젠가 성소수자 의료를 전문으로 하는 학회로 발전할 수 있기를 기대해본다.

혹자는 이렇게 이야기할 수도 있다. 의료인은 모든 환자를 동등하게 존중하면서 진료하면 되는데, 성소수자를 위한 의료와 교육이 특별히 더 필요하냐고 말이다. 일면 맞는 말이다. 성소수자는 다른 누구나와 마찬가지로 동등하게 건강할 권리가 있다는 점에서 특별하지 않은 존재지만, 그러한 절대 원칙과는 달리 여전히 건강 격차와 불평등을 겪고 있다는 점에서 우리에게 특별한 존재가 된다. 포괄적이고 질 높은 의료는 성소수자가 존엄한 삶을 누리는 데 필수적인 요소이며, 의료인과 예비 의료인에 대한 교육은 성소수자 의료의 중요한 시작이 될 것이다. 성소수자가 동등하게 건강을 누리게 되어 더 이상 특별해지지 않아도 되고 결국 우리 한 명 한 명 모두가 있는 그대로 특별한 존재가 되는 것, 그것이 바로 성소수자 의료와 교육이 궁극적으로 가야 할 길이라고 믿는다.

부록

성소수자 진료면담 시나리오

이선영

이선영

서울대학교병원 공공진료센터 교수, 응급의학과 전문의. 서울대학교 의과대학을 졸업하고 동 대학원에서 의료관리학으로 박사학위를 받았다. 서울대학교병원 응급의학과에서 전공의, 전임의 수련을 받고 현재 서울대학교병원 재택의료 담당교수로 일하고 있다. 다양성(diversity)과 포용(inclusion)의 가치가 존중되는 사회에서 환자와 의료인 모두 건강할 수 있다고 생각한다. 2021년부터 서울대학교 의과대학 성소수자 의료 교육과정에 참여하며 한국성소수자의료연구회에서 활동하고 있다.

성소수자 의료 교육 시나리오

이 책을 읽은 독자는 이제 성소수자 의료란 무엇인지, 왜 의료인과 예비 의료인에게 성소수자 의료 교육이 필요한지 알게 되었을 것이다. 여기서 한 발 더 나아가 실제 성소수자 의료 교육과정을 경험해보고 싶은 독자를 위해 서울대학교 의과대학 성소수자 의료 교육과정의 진료면담 역할극에서 사용한 교육 시나리오 세 편을 소개한다.

이 시나리오들은 미국의과대학협회의 홈페이지에 공개된 성소수자 환자 진료면담 사례(clinical vignettes)를 참고하여 참여 강사진이 직접 개발한 것이다. 강사진은 시나리오를 개발할 때 다음과 같은 것들을 고려했다. 첫째, 선택 수업의 대상이 본과 2학년 학생이었기 때문에 전문적인 의학 지식이 많이 필요하지 않고, 성소수자 환자에 대한 이해나 설명, 접근 방법에 초점을 맞출 수 있는 내용으로 시나리오를 구성했다. 둘째, 남성 동성애자의 에이즈 치료, 트랜스젠더의 성전환수술 방법 등은 성소수자 의료에서 중요한 주제이나, 다른 수업에서도 다루어지므로 처음 개발한 시나리오에는 포함하지 않았다. 향후 다양한 내용의 시나리오를 더 개발할 때 주제로 고려할 수 있을 것이다. 셋째, 한국의 의료 현실을 고려하여 시나리오를 구성했다.

이 시나리오들은 본과 2학년 학생들을 대상으로 개발했지만 이후 본과 4학년 심화실습에서도 동일한 시나리오를 사용하여 역할극을 진행했다. 의학 공부를 시작한 학생부터 임상실습을 경험한 학생까지 다양한 학생들에게 적용 가능한 시나리오임을 확인한 셈이다.

시나리오에 따라 직접 역할극을 해본 의과대학 학생들이 가장 많이 이야기한 소감은 진료실에 성소수자 환자가 올 수 있다는 것을 인지하게 되었다는 점이다. 성소수자를 위한 별도의 클리닉을 운영하고 있지 않아도 성소수자는 우리 주변 어디에나 존재하므로 언제 어디서나 성소수자 환자가 진료실에 올 수 있다. 그럴 때 의료인이 제공해야 하는 것은 성소수자에 대한 열린 마음과 이해, 공감에 기반한 진료이다. 성소수자 의료에 대해 많은 지식을 가지고 있지 않아도, 환자의 성별정체성이나 성적지향을 포함한 섬세한 병력 청취를 통해 환자의 문제를 파악하고 환자의 상황에 맞는 진료를 제공할 수 있다. 이 시나리오들이 성소수자 의료와 교육에 관심 있는 모든 사람에게 도움이 되길 바란다.

성소수자 진료면담 역할극 진행 방식

- 4명의 학생들로 한 조를 구성하여 역할극을 진행했다. 학생들은 각각 환자, 의사, 보호자, 적극적 관찰자의 역할을 맡아 2분가량 시나리오를 파악한 후 역할극을 수행했다. 사례마다 역할극을 수행한 후 적극적 관찰자의 주도로 토론을 진행했다.
- 각 조가 3개의 사례에 대해 역할극을 모두 수행한 후에는, 한 조가 1개 사례를 맡아 전체 학생 앞에서 역할극을 수행했다. 학생이 의사 역할을 수행하고 참여 강사가 환자, 보호자의 역할을 수행하여 역할극을 진행한 후 전체 토론을 진행했다.

성소수자 진료면담 시나리오 소개

- 시나리오는 총 3개로, 각각의 시나리오는 교수자용 전체 시나리오와 환자, 의사, 보호자의 역할을 맡은 학생에게 제공하는 역할별 시나리오로 구성된다.
- 역할별 시나리오에는 역할극 지침을 포함하여 각 사례에서 환자, 보호자, 의사의 역할을 맡은 학생이 해당 지침에 따라 역할극을 수행하도록 했다. 적극적 관찰자에게는 해당 사례에서 논의해야 할 주제가 포함된 교수자용 전체 시나리오를 제공하여 역할극 후 토론을 이끌어가도록 했다.

사례 1: 양성애자로 커밍아웃한 딸과 함께 정신과 상담을 위해 내원한 어머니

(1) 교수자용 전체 시나리오

상황	여자친구가 생겼다는 딸에게 전환치료가 필요하다고 생각해 정신과 의원에 방문한 어머니와 상담
1. 환자	F/24, 대학생 환자정보: F/24 김지연 주민등록번호: 000000-2000000 예약 사유: 전환치료 상담 1. 성별정체성: 시스젠더 여성(Cis-gender woman) 2. 성적지향: 양성애자(Bisexual) 3. 성 건강력: 남성, 여성 모두와 성관계 경험이 있으며 현재는 여성과 성적 관계 맺고 있음. 4. 이전 병력: 없음. 5. 내원 사유: 본인의 성적지향이 정신질환이라고 생각하고 있지 않으나, 보호자가 정신과 방문을 강하게 주장하여 끌려온 상태.
2. 보호자	F/50, 직장인 1. 성별정체성: 시스젠더 여성(Cis-gender woman) 2. 성적지향: 이성애자(straight) 3. 내원사유: 딸에게 여자친구가 있다는 것을 알게 된 후 집에서 여러 번 다투었음. 동성애에 대하여 전환치료라는 것이 존재한다는 것을 알고 이에 대해 상담하기 위해 정신과 의원에 방문. 동성애는 정신질환이라고 생각하고 있으며 정신과 치료를 통해 치료 가능하다고 생각함. 해당 질환이 치료되지 않을 경우 정상적인 사회생활과 취업이 불가능하다고 생각하고 있음.
3. 의사	1. 내원환자 정보 환자정보: F/24 김지연 주민등록번호: 000000-2000000 예약 사유: 전환치료 상담 2. 역할 - 환자 본인 확인 후 내원 사유 확인하기 - 환자의 성별정체성, 성적지향, 성 건강력 파악하기 - 환자의 성별정체성과 성적지향에 대해 보호자에게 설명하고, 동성애/양성애가 정신질환이 아니라는 것 설명하기
논의 포인트	1. 의사는 적절하게 환자의 병력을 청취했는가? 2. 의사는 보호자의의 걱정에 대해 적절하게 대응하고 설명했는가? 3. 환자와 보호자에게 추가적으로 설명이 필요한 부분이 있다면 무엇인가?

(2) 환자용 시나리오

<table>
<tr><td>상황</td><td>여자친구가 생겼다는 딸에게 전환치료가 필요하다고 생각해
정신과 의원에 방문한 어머니와 상담</td></tr>
<tr><td rowspan="2">1.
환자</td><td>F/24, 대학생

환자정보: F/24 김지연
주민등록번호: 000000-2000000
예약 사유: 전환치료 상담

1. 성별정체성: 시스젠더 여성(Cis-gender woman)
2. 성적지향: 양성애자(Bisexual)
3. 성 건강력: 남성, 여성 모두와 성관계 경험이 있으며 현재는 여성과 성적 관계 맺고 있음.
4. 이전 병력: 없음.
5. 내원 사유: 본인의 성적지향이 정신질환이라고 생각하고 있지 않으나, 보호자가 정신과 방문을 강하게 주장하여 끌려온 상태.</td></tr>
<tr><td>역할극 지침
- 의사에게 본인은 정신질환을 가지고 있지 않다고 주장함.
- 양성애는 정신질환이 아니라고 생각하고 있으나 보호자에게 직접 설명하기는 어려운 상태로, 의사가 다양한 성적지향의 존재에 대하여 설명해주길 바람.</td></tr>
</table>

(3) 보호자용 시나리오

상황	여자친구가 생겼다는 딸에게 전환치료가 필요하다고 생각해 정신과 의원에 방문한 어머니와 상담
2. 보호자	F/50, 직장인 1. 성별정체성: 시스젠더 여성(Cis-gender woman) 2. 성적지향: 이성애자(straight) 3. 내원사유: 딸에게 여자친구가 있다는 것을 알게 된 후 집에서 여러 번 다투었음. 동성애에 대하여 전환치료라는 것이 존재한다는 것을 알고 이에 대해 상담하기 위해 정신과 의원에 방문. 동성애는 정신질환이라고 생각하고 있으며 정신과 치료를 통해 치료 가능하다고 생각함. 해당 질환이 치료되지 않을 경우 정상적인 사회생활과 취업이 불가능하다고 생각하고 있음.
	역할극 지침 - 우연히 딸이 여자친구가 있다는 것을 알게 되어 딸을 억지로 정신과 의원에 데리고 왔음. - 동성애, 양성애 등 다양한 성적지향에 대해서 잘 모르나, 동성애가 정신질환이라고 생각하고 있음. 고등학교 때 남자친구가 있었던 딸이 대학에 가서 정신질환이 발병한 것이라 생각하여, 전환치료를 받길 원함. - 의사에게 적극적으로 질문하고 딸을 다그치는 역할.

(4) 의사용 시나리오

상황	여자친구가 생겼다는 딸에게 전환치료가 필요하다고 생각해 정신과 의원에 방문한 어머니와 상담
3. 의사	내원환자 정보 환자정보: F/24 김지연 주민등록번호: 000000-2000000 예약 사유: 전환치료 상담
	역할극 지침 - 환자 본인 확인 후 내원 사유 확인하기 - 환자의 성별정체성, 성적지향, 성 건강력 파악하기 - 환자의 성별정체성과 성적지향에 대해 보호자에게 설명하고, 동성애/양성애가 정신질환이 아니라는 것 설명하기

사례 2: 성매개질환(Sexually Transmitted Disease, STD) 증상으로 내원한 남성

(1) 교수자용 전체 시나리오

<table>
<tr><td>상황</td><td>성기 근처 가려움증과 분비물로 의원에 방문한 남성</td></tr>
<tr><td>1.
환자</td><td>M/35, 회사원

환자정보: M/35 이철수
주민등록번호: 000000-1000000
예약사유: 성기근처 가려움증과 분비물

1. 성별정체성: 시스젠더 남성(Cis-gender man)
2. 성적지향: 동성애자(homosexual)
3. 성 건강력: 남성과 성적 관계 맺고 있음.
4. 이전 병력: 3년 전 인간면역결핍 바이러스(Human immunodeficiency virus, HIV)감염을 진단받고 항바이러스제 복용 중. 다니는 병원에서 HIV감염은 잘 조절되고 있다고 알고 있음.
5. 내원 사유: 2주 전부터 성기 근처에 가려움증과 분비물이 발생하여 진단과 치료를 위해 집 근처 의원에 방문.
- 성매개질환 검사를 하면 처음 보는 의사에게 HIV감염 사실이 밝혀질까 봐 두려움 있음. 그래서 관련 검사 시행을 꺼리고 약만 처방받길 원함.</td></tr>
</table>

<table>
<tr><td>2.
의사</td><td>1. 내원환자 정보

환자정보: M/35 이철수
주민등록번호: 000000-1000000
예약사유: 성기근처 가려움증과 분비물

2. 역할
- 환자 본인 확인 후 내원 사유 확인하기
- 환자의 성별정체성, 성적지향, 성 건강력 파악하기
- 성매개질환이 의심되는 상황에서 정확한 진단에 따른 치료를 위하여 검사 권유하여 시행하기
* 성매개질환 검사 항목: 매독(syphilis), 클라미디아(chlamydia)
- 향후 안전한 성생활에 대해 설명하기(콘돔 사용)</td></tr>
<tr><td>논의
포인트</td><td>1. 의사는 적절하게 환자의 병력을 청취했는가?
2. 의사는 환자의 두려움의 원인을 파악하고 성매개질환 검사의 필요성에 대해 적절히 설명했는가?
3. 의사는 환자에게 향후 안전한 성생활 방법에 대해 적절히 설명했는가?
4. 환자에게 추가적으로 설명이 필요한 부분이 있다면 무엇인가?</td></tr>
</table>

(2) 환자용 시나리오

상황	성기 근처 가려움증과 분비물로 의원에 방문한 남성
1. 환자	M/35, 회사원 환자정보: M/35 이철수 주민등록번호: 000000-1000000 예약사유: 성기근처 가려움증과 분비물 1. 성별정체성: 시스젠더 남성(Cis-gender man) 2. 성적지향: 동성애자(homosexual) 3. 성 건강력: 남성과 성적 관계 맺고 있음. 4. 이전 병력: 3년 전 인간면역결핍 바이러스(Human immunodeficiency virus, HIV) 감염을 진단받고 항바이러스제 복용 중. 다니는 병원에서 HIV감염은 잘 조절되고 있다고 알고 있음. 5. 내원 사유: 2주 전부터 성기 근처에 가려움증과 분비물이 발생하여 진단과 치료를 위해 집 근처 의원에 방문.
	역할극 지침 - 동성애자인 것을 숨길 생각은 아니나, 처음 보는 의사에게 HIV감염 사실이 밝혀지면 차별받을까 봐 걱정되어 의사가 병력을 청취할 때 자세한 성 건강력 관련 이야기를 하기 꺼려함. - 성매개질환 검사에 HIV 검사가 포함되어 있을까 봐 걱정하여 성매개질환 검사 시행을 꺼리고 약만 처방받길 원함. - 성매개질환 검사의 필요성에 대해 이해한 뒤에는 검사를 하기로 함.

(3) 의사용 시나리오

상황	성기 근처 가려움증과 분비물로 의원에 방문한 남성
2. 의사	내원환자 정보 환자정보: M/35 이철수 주민등록번호: 000000-1000000 예약사유: 성기근처 가려움증과 분비물
	역할극 지침 - 환자 본인 확인 후 내원 사유 확인하기 - 환자의 성별정체성, 성적지향, 성 건강력 파악하기 - 성매개질환이 의심되는 상황에서 정확한 진단에 따른 치료를 위하여 검사 권유하여 시행하기 * 성매개질환 검사 항목: 매독(syphilis), 클라미디아(chlamydia) - 향후 안전한 성생활에 대해 설명하기(콘돔 사용)

사례 3: 건강검진 항목에 대한 상담을 원해 내원한 남성

(1) 교수자용 전체 시나리오

<table>
<tr><td>상황</td><td>건강검진 받아야 하는 항목에 대해 상담받기 위해 의원에 내원한 남성</td></tr>
<tr><td>1.
환자</td><td>M/40, 직장인

환자정보: M/40 박영수
주민등록번호: 000000-2000000
예약사유: 건강검진 항목 상담
- 노트: 기본 혈액검사, 흉부촬영, 위내시경, 대장내시경 등 공통항목 이외 추가적으로 필요한 건강검진 항목에 대해 상담받고 싶다고 함.

1. 성별정체성: 트랜스남성(FTM)
2. 성적지향: 이성애자(straight)
3. 성 건강력: 20년 전 남성과 성관계 가진 적 있으며, 이후부터 지금까지는 여성과 성적 관계 맺고 있음.
4. 이전 병력: 이전에 진단받은 질환 없음. 2년 전부터 호르몬치료를 시작하여 근처 의원에서 정기적으로 테스토스테론을 투여받고 있음. 1년 전 태국에서 유방절제술을 시행했으며, 자궁/질 수술은 시행하지 않았음.
5. 내원 사유: 일주일 전 자궁경부암 국가검진 대상이라는 통지를 받았음. 자궁/질 수술을 받지 않은 상태라 자궁경부암 검진을 받아야 하는지 궁금하나, 남성의 외양을 가지고 산부인과를 방문하는 것과 병원에서 트랜스남성임을 밝히는 것에 대해 두려움을 가지고 있음.</td></tr>
<tr><td>2.
의사</td><td>1. 내원환자 정보

환자정보: M/40 박영수
주민등록번호: 000000-2000000
예약사유: 건강검진 항목 상담
- 노트: 기본 혈액검사, 흉부촬영, 위내시경, 대장내시경 등 공통항목 이외 추가적으로 필요한 건강검진 항목에 대해 상담받고 싶다고 함.

2. 역할
- 환자 본인 확인 후 내원 사유 확인하기
- 환자의 성별정체성, 성적지향, 성 건강력 파악하기
- 무언가 궁금해하는 것 같으나 바로 질문하지 않는 환자에게 병력 청취를 통해 환자의 상황을 파악하고 환자가 궁금해하는 점에 대해 적절한 설명 제공하기</td></tr>
<tr><td>논의
포인트</td><td>1. 의사는 적절하게 환자의 병력을 청취했는가?
2. 의사는 환자의 두려움과 궁금해 하는 점에 대해 적극적으로 파악하고 상담을 진행했는가?
3. 환자에게 추가적으로 설명이 필요한 부분이 있다면 무엇인가?</td></tr>
</table>

(2) 환자용 시나리오

상황	건강검진 받아야 하는 항목에 대해 상담받기 위해 의원에 내원한 남성과 상담
1. 환자	M/40, 직장인 환자정보: M/40 박영수 주민등록번호: 000000-2000000 예약사유: 건강검진 항목 상담 - 노트: 기본 혈액검사, 흉부촬영, 위내시경, 대장내시경 등 공통항목 이외 추가적으로 필요한 건강검진 항목에 대해 상담받고 싶다고 함. 1. 성별정체성: 트랜스 남성(FTM) 2. 성적지향: 이성애자(straight) 3. 성 건강력: 20년 전 남성과 성관계 가진 적 있으며, 이후부터 지금까지는 여성과 성적 관계 맺고 있음. 4. 이전 병력: 이전에 진단받은 질환 없음. 2년 전부터 호르몬치료를 시작하여 근처 의원에서 정기적으로 테스토스테론을 투여받고 있음. 1년 전 태국에서 유방절제술을 시행했으며, 자궁/질 수술은 시행하지 않았음. 5. 내원 사유: 일주일 전 자궁경부암 국가검진 대상이라는 통지를 받았음. 자궁/질 수술은 받지 않은 상태라 자궁경부암 검진을 받아야 하는지 상담하기 위해 의원 방문.
	역할극 지침 - 남성의 외모로 의원에 방문함. 의원 입구에서는 환자가 트랜스남성인 것을 알아채지 못한 상태로 진료실에 진입했음. - 법적 성별정정을 하지 않은 상태로, 일주일 전 자궁경부암 국가검진 대상으로 근처 산부인과에서 검진을 받으라는 통보를 받았음. 남성의 외양을 가지고 산부인과를 방문하는 것과, 병원에서 트랜스남성임을 밝히는 것에 대해 두려움을 가지고 있음. - 건강검진에 대해 궁금한 점이 있어 내원했다고 내원 사유를 밝히나, 의사에게 궁금한 점을 바로 물어보지 못하고 머뭇거리는 태도 보임. - 의사가 환자의 성별정체성과 이전 병력을 확인하여 트랜스남성인 것을 확인한 후 자궁경부암 검진을 받아야 하는지에 대해 질문함.

(3) 의사용 시나리오

상황	건강검진 받아야 하는 항목에 대해 상담받기 위해 의원에 내원한 남성
2. 의사	내원환자 정보 환자정보: M/40 박영수 주민등록번호: 000000-2000000 예약사유: 건강검진 항목 상담 - 노트: 기본 혈액검사, 흉부촬영, 위내시경, 대장내시경 등 공통항목 이외 추가적으로 필요한 건강검진 항목에 대해 상담받고 싶다고 함.
	역할극 지침 - 환자 본인 확인 후 내원 사유 확인하기 - 환자의 성별정체성, 성적지향, 성 건강력 파악하기 - 무언가 궁금해하는 것 같으나 바로 질문하지 않는 환자에게 병력 청취를 통해 환자의 상황을 파악하고 환자가 궁금해하는 점에 대해 적절한 설명 제공하기

주·참고문헌

1장 의료인을 위한 성소수자 안내서

1 장서연 외, 〈성적지향 성별정체성에 따른 차별실태조사〉, 국가인권위원회 연구용역보고서, 2014, 148쪽.

2 장서연 외, 위의 글, 166, 171쪽.

3 나영정 외, 〈감염인(HIV/AIDS) 의료차별 실태조사〉, 국가인권위원회 연구용역보고서, 2016, 65~66쪽.

4 전환치료는 비과학적이며 성소수자의 정신건강을 해치는 것으로서 판명되어 이미 유엔 등 국제기구나 일부 국가에서는 법으로 금지된 사항이기도 하다. 2016년 트랜스젠더로서 정체성을 밝힌 20대가 전환치료라는 이름으로 감금과 폭행을 당한 사건은 전환치료의 심각성을 드러냈다. 고한솔, ''동성애' 치료한다며 "귀신 들렸다" 무자비 폭행', 한겨레, 2016년 3월 7일.

5 전환치료근절운동네트워크, 〈성소수자 상담경험 실태조사 결과보고서〉, 2016.

6 홍성수 외, 〈트랜스젠더 혐오차별 실태조사〉, 국가인권위원회 연구용역보고서, 2020, 198쪽.

7 Morgan Lev Edward Holleb(2019), THE A-Z OF GENDER AND SEXUALITY, Jessica Kingsley Publishers; 홍성수 외(2020), 위의 글; UN Free&Equal(https://www.unfe.org); 한국성적소수자문화인권센터(http://kscrc.org/); 성소수자부모모임(https://www.pflagkorea.org) 등을 참고하여 재구성.

8 장서연 외, 위의 글, 167쪽.

9 대한심신산부인과학회·한국성적소수자문화인권센터·한국레즈비언상담소, 〈성적소수자의 산부인과 진료 관련 설문 자료집 "정말 불편한가?"〉, 2013년 대한심신산부인과학회 춘계 Workshop, 2013년 5월 6일.

10 나영정 외, 위의 글, 106쪽.

11 장서연 외, 위의 글, 168쪽.

12 청킹, '‘인터섹스’로서 느끼는 내 존재의 무게', 일다, 2018년 8월 30일.

13 성소수자차별반대 무지개행동, 〈2019 제11회 성소수자 인권포럼 자료집〉, 2019, 238쪽.

14 김윤나영, '"레즈비언이 입원하면 게이가 '남편'이라고 써주고…"', 프레시안, 2012년 6월 21일.

15 성적지향·성별정체성(SOGI) 법정책연구회, 〈한국 LGBTI 커뮤니티 사회적 욕구조사 주요결과〉, 한국게이인권운동단체 친구사이, 2014, 38쪽.

16 이세아, '"의사가 처녀막 있냐 물어" "남친 없냐 묻지마" 성소수자가 겪는 편견·차별', 여성신문, 2018년 7월 18일.

17 대한심신산부인과학회·한국성적소수자문화인권센터·한국레즈비언상담소, 〈성적소수자의 산부인과 진료 관련 설문 자료집 "정말 불편한가?"〉, 2013년 대한심신산부인과학회 춘계 Workshop, 2013년 5월 6일.

18 손인서 외, 〈트랜스젠더의 의료적 트랜지션과 의료서비스 이용:사회적 낙인과 의료적 주변화〉, 《한국사회학》 제51집 제2호, 2017, 174쪽.

19 이호림 외, 〈한국 트랜스젠더 의료접근성에 대한 시론〉, 《보건사회연구》 제35집 제4호, 2015 참고.

20 성소수자에 대한 병리적 시선, 성별표현이나 성행위에 정상성을 요구하는 편견 등과 같은 몰이해는 성소수자의 병원 방문과 원활한 진료행위를 어렵게 만든다. 또한 의료행위에 대한 설명 부족, 트랜스젠더 의료에 대한 수혜적 진료나 통제는 충분한 설명에 따른 동의(informed consent) 및 이에 기반한 자기결정권 행사를 어렵게 만든다.

21 이승현, 〈트랜스젠더, 의료를 어떻게 바라보아야 하는가-한국적 상황의 맥락에서〉, 세계트랜스젠더보건의료전문가협회(WPATH) 건강관리실무표준(SOC) 한국어판발간 기념 발표회, 2016년 5월 1일.

2장 성별정체성과 성적지향의 진단 분류 체계 변화

1 Dresher J (2015), "Out of DSM: Depathologizing Homosexuality", *Behavioral Sciences*, 5,

565-575.

2 Drescher J.(2015), "Queer diagnosis revisited: The past and future of homosexuality and gender diagnoses in DSM and ICD", *International Review of Psychiatry*, 27(5), 386-395.

3 Drescher J., Cohen-Kettenis P., Winter S.(2012), "Minding the body: Situating gender identity diagnosis in the ICD-11", *International Review of Psychiatry*, 24(6), 568-577.

4 https://books.google.co.kr/books?hl=en&lr=&id=Tw5eAtsatiUC&oi=fnd&pg=PA1&ots=o4b-n2nOjO&sig=dQ2UkhbiEkJW6JEzKnxcKnhEgec&redir_esc=y v=onepage&q&f=false

5 Cochran et al.(2014), "Proposed declassification of disease categories related to sexual orientation in the International Statistical Classification of Diseases and Related Health Problems (ICD-11)", *Bulletin of the World Health Organization*, 92, 672-679.

6 WPATH(2012), 〈트랜스섹슈얼·트랜스젠더·성별비순응자를 위한 건강관리실무표준〉. https://www.wpath.org/media/cms/Documents/SOC20v7/SOC20V7_Korean.pdf

7 https://icd.who.int/browse10/2016/en /F60-F69

8 https://icd.who.int/en

9 Reed G.M., Drescher J., Krueger R. B., Atalla E., Cochran S. D., First M.B., Cohen-Kettenis P., Montis I.A., Parish S.J., Cottler S., Briken P., Saxena S.(2016), "Disorders related to sexuality and gender identity in the ICD-11: revising the ICD-10 classification based on current scientific evidence, best clinical practices, and human rights considerations", *World Psychiatry*, 15(3), 205-221.

10 https://www.koicd.kr/kcd/kcds.do

11 이와 관련해서는 다음의 논의를 참조하기 바란다.

- Beek T.F., Cohen-Kettenis P. T., Bouman,W. P., de Vries A.L.C., Steensma, T. D., Witcomb G. L. U., Kreukels B. P. C.(2017), "Gender incongruence of childhood: Clinical utility and stakeholder agreement with the World Health Organization's proposed ICD-11 criteria", *PLos One*, 12(1), e0168522.
- Drescher J.(2010). "Queer diagnosis: Parallels and contrasts in the history of homosexuality, gender variance, and the Diagnostic and Statistical Manual(DSM)", *Archives of Sexual Behavior*, 39, 427-460.
- Word Health Organization(2015), Sexual health, human rights and the law.
- Dresher J., Byne W.(2012a), "Introduction to the special issue on "The treatment of gender dysphoric/gender variant children and adolescents"", *Journal of*

Homosexuality, 59, 295-300.
- Dresher J., Byne W.(2012b), "Gender dysphoric/gender variant (GD/GV) children and adolescents: Summarizing what we know and what we have yet to learn", *Journal of Homosexuality*, 59(3): 501-510.
- Dresher J., Cohen-Kettenis P. T., Reed G. M.(2016), Gender incongruence of childhood in the ICD-11: Controversies, proposal, and rationale, *Lancet Psychiatry*, 3, 297-304.
- GATE Civil Society Expert Working Group(2013), "Critique and Alternative Proposal to the "Gender Incongruence of Childhood" Category in ICD-11".

3장 성소수자의 건강 격차와 의료 접근성

1 박주영(2012), 〈성소수자의 건강권: 해외논의와 시사점〉, 연구공동체 건강과대안 이슈페이퍼.

2 이혜민, 박주영 & 김승섭(2014), 〈한국 성소수자 건강 연구-체계적 문헌고찰〉, 《보건과 사회과학》, 36(1), 43-76.

3 Yi, H., Lee, H., Park, J., Choi, B. & Kim, S. S.(2017), "Health disparities between lesbian, gay, and bisexual adults and the general population in South Korea: Rainbow Connection Project I", *Epidemiology and Health*, 39, doi: 10.4178/epih.e2017046.

4 Lee, H., Operario, D., van den Berg, J. J., Yi, H., Choo, S., Kim, S. S.(2020a), "Health disparities among transgender adults in South Korea". *Asia Pacific Journal of Public Health*, 32(2-3), 103-110.

5 Bränström, R., Hatzenbuehler, M. L. & Pachankis, J. E.(2016), "Sexual orientation disparities in physical health: age and gender effects in a population-based study", *Social Psychiatry and Psychiatric Epidemiology*, 51(2), 289-301.

6 Meyer, I. H., Brown, T. N., Herman, J. L., Reisner, S. L. & Bockting, W. O.(2017), "Demographic characteristics and health status of transgender adults in select US regions: Behavioral Risk Factor Surveillance System, 2014", *American Journal of Public Health*, 107(4), 582-589.

7 Conron, K. J., Mimiaga, M. J. & Landers, S. J.(2010), "A population-based study of sexual

orientation identity and gender differences in adult health", *American Journal of Public Health*, 100(10), 1953-1960.

8 Simone, M., Askew, A., Lust, K., Eisenberg, M. E. & Pisetsky, E. M.(2020), "Disparities in self-reported eating disorders and academic impairment in sexual and gender minority college students relative to their heterosexual and cisgender peers", *International Journal of Eating Disorders*, 53(4), 513-524.

9 Reisner, S. L., Poteat, T., Keatley, J., Cabral, M., Mothopeng, T., Dunham, E., ... & Baral, S. D.(2016), "Global health burden and needs of transgender populations: a review", *The Lancet*, 388(10042), 412-436.

10 Meyer, I. H.(2003), "Prejudice, social stress, and mental health in lesbian, gay, and bisexual populations: conceptual issues and research evidence", *Psychological Bulletin*, 129(5), 674-697.

11 Meyer(2003)의 표를 번역함.

12 Testa, R. J., Habarth, J., Peta, J., Balsam, K. & Bockting, W.(2015), "Development of the gender minority stress and resilience measure", *Psychology of Sexual Orientation and Gender Diversity*, 2(1), 65-77.

13 Lee, H., Park, J., Choi, B., Yi, H. & Kim, S. S.(2021a), "Association between Discrimination and Depressive Symptoms Among 2,162 Lesbian, Gay, and Bisexual Adults in South Korea: Does Community Connectedness Modify the Association?", *Journal of Homosexuality*, 68(1), 70-87.

14 Park, J., Lee, H., Choi, B., Kim, J., Yoon, J., Yi, H., Choo, S. & Kim, S. S.(2022), "Adolescent bullying victimization at secondary school and adulthood suicidality and depressive symptoms among 2,152 lesbian, gay, and bisexual adults in Korea", *Asia Pacific Journal of Public Health*, doi: 10.1177/10105395211073283.

15 Lee, H., Streed Jr, C. G., Yi, H., Choo, S. & Kim, S. S.(2021b), "Sexual Orientation Change Efforts, Depressive Symptoms, and Suicidality Among Lesbian, Gay, and Bisexual Adults: A Cross-Sectional Study in South Korea", *LGBT Health*, doi: 10.1089/lgbt.2020.0501.

16 Lee, H., Operario, D., Restar, J. A., Choo, S., Kim, R., Eom, Y. J., Yi, H. & Kim, S. S.(2022a), "Gender identity change efforts are associated with depression, post-traumatic stress disorder, and suicide attempts in South Korean transgender adults", *Transgender Health*, doi: 10.1089/trgh.2021.0171.

17 Lee, H., Operario, D., Yi, H., Choo, S. & Kim, S. S.(2019), "Internalized Homophobia, Depressive Symptoms, and Suicidal Ideation Among Lesbian, Gay, and Bisexual Adults in

South Korea: An Age-Stratified Analysis", *LGBT Health*, 6(8), 393-399.

18 Lee, H., Tomita, K., Habarth, J., Operario, D., Yi, H., Choo, S. & Kim, S. S.(2020b), "Internalized transphobia and mental health among transgender adults: A nationwide cross-sectional survey in South Korea", *International Journal of Transgender Health*, 21(2), 182-193.

19 Lee, H., Yi, H., Rider, N., Operario, D., Choo, S., Kim, R., Eom, Y. & Kim, S. S.(2021c), "Transgender Adults' Public Bathroom-Related Stressors and their Association with Depressive Symptoms: A Nationwide Cross-Sectional Study in South Korea", *LGBT Health*, doi: 10.1089/lgbt.2021.0007.

20 Lee et al.(2021c)의 표1을 수정함.

21 Lee, H., Restar, J. A., Operario, D., Choo, S., Streed Jr, C. G., Yi, H., Kim, R., Eom, Y. J. & Kim, S. S.(2021d), "Transgender-specific COVID-19-related stressors and their association with depressive symptoms among transgender adults: A nationwide cross-sectional survey in South Korea", *International Journal of Transgender Health*, doi: 10.1080/26895269.2021.1989357.

22 Lee et al.(2021d)의 표1을 수정함.

23 손인서, 이혜민, 박주영 & 김승섭(2017), 〈트랜스젠더의 의료적 트랜지션과 의료 서비스 이용: 사회적 낙인과 의료적 주변화〉, 《한국사회학》, 51(2), 155-189.

24 홍성수, 강민형, 김승섭, 박한희, 이승현, 이혜민, 이호림, 전수윤, 김란영, 문유진, 엄윤정, 주승섭(2020), 〈트랜스젠더 혐오차별 실태조사〉, 서울: 국가인권위원회.

25 Lee, H., Park, J., Choi, B., Yi, H. & Kim, S. S.(2018), "Experiences of and barriers to transition-related healthcare among Korean transgender adults: focus on gender identity disorder diagnosis, hormone therapy, and sex reassignment surgery", *Epidemiology and Health*, 40, doi: 10.4178/epih.e2018005.

26 홍성수 외, 위의 글.

27 홍성수 외, 위의 글.

28 Lee, H., Operario, D., Yi, H., Choo, S., Kim, J-H. & Kim, S. S.(2021e), "Does Discrimination Affect Whether Transgender People Avoid or Delay Healthcare?: A Nationwide Cross-sectional Survey in South Korea", *Journal of Immigrant and Minority Health*, doi: 10.1007/s10903-021-01193-9.

29 Choo, S., Lee, H., Yi, H. & Kim, S. S.(2022), "Expectation of rejection and its association with healthcare avoidance and delay among 2,175 Korean lesbian, gay, and bisexual adults: a national cross-sectional survey", *LGBT Health*, doi: 10.1089/lgbt.2021.0269.

30 Seelman, K. L., Colón-Diaz, M. J., LeCroix, R. H., Xavier-Brier, M. & Kattari, L.(2017), "Transgender noninclusive healthcare and delaying care because of fear: connections to general health and mental health among transgender adults", *Transgender health*, 2(1), 17-28.

31 박한희(2018), 〈트랜스젠더 트랜지션 의료의 건강보험 보장에 대한 소고〉,《공익과 인권》, 18, 191-235.

32 이호림, 이혜민, 윤정원, 박주영 & 김승섭(2015), 〈한국 트랜스젠더 의료접근성에 대한 시론〉,《보건사회연구》, 35(4), 64-94.

33 김승섭 외,《오롯한 당신: 트랜스젠더, 차별과 건강》. 숨쉬는책공장. 2018.

34 한국성소수자연구회,《무지개는 더 많은 빛깔을 원한다: 성소수자 혐오를 넘어 인권의 확장으로》, 창비, 2019.

35 성소수자부모모임,《커밍아웃 스토리》, 한티재, 2018.

36 이호림, 이혜민, 주승섭, 김란영, 엄윤정 & 김승섭(2022), 〈국가 대표성 있는 설문조사에서의 성소수자 정체성 측정 필요성: 국내외 현황 검토와 측정 문항 제안〉,《비판사회정책》, 74, 175-208.

4장 차근차근 따라가며 만드는 성소수자 친화적 의료기관

1 국내에서 가장 역사가 긴 서울퀴어문화축제 사이트는 다음과 같다. https://www.sqcf.org

2 네이버 웹툰 〈모두에게 완자가〉.

3 대부분의 전자차트 프로그램이 개명, 주민등록번호나 성별의 변경을 허용하고 있으므로, 성별 정정 이후에도 의무기록의 연속성이 유지되도록 조치할 수 있다.

참고문헌

- 공익인권법재단 공감, 〈성적지향·성별정체성에 따른 차별실태조사〉, 국가인권위원회 연구용역보고서, 2014.
- 김승섭 외, 〈한국 성인 트랜스젠더 건강 연구〉, 고려대 레인보우 커넥션 프로젝트, 2017.
- 김유미, 〈의료의 질과 젠더 및 소수자 감수성〉, 2013.
- 성적다양성을위한성소수자모임 多씨·공익인권변호사모임 희망을만드는법, 〈트

랜스로드맵: 트랜스젠더 정보·인권 가이드북〉, 2013.
- 세계트랜스젠더보건의료전문가협회(WPATH), 〈트랜스섹슈얼·트랜스젠더·성별비순응자를 위한 건강관리실무표준〉, 2012.
- 이혜민·박주영·김승섭, 〈한국 성소수자의 사회적 건강 연구: 체계적 문헌고찰〉, 《보건과 사회과학》, 제36권, 2014.
- 장창현, 〈장애(disorder)에서 부조화(incongruence)로: 성소수자 정신과 진료에 있어 성별정체성 진단 기준 개정의 의미〉, 2019년 성소수자 인권포럼, 2019.
- 친구사이·SOGI법정책연구회, 〈한국 LGBTI 커뮤니티 사회적 욕구조사〉, 2014.
- 홍성수 외, 〈트랜스젠더 혐오차별 실태조사〉, 국가인권위원회 연구용역보고서, 2020.
- SOGI법정책연구회, 〈한국 LGBTI 인권현황 2019〉, 2020.(www.sogilaw.org)
- Gay & Lesbian Medical Association(http://glma.org)
- U.S. Department of Health and Human Services, "Healthy People 2030".(health.gov/healthypeople).

5장 성소수자를 위한 정신과 진료

1 American Psychiatric Association, *Diagnostic and Statistical Manual of Mental Disorders*, Fifth Edition, Washington, DC: American Psychiatric Publishing, 2013.

2 한국게이인권운동단체 친구사이, 〈성소수자 용어사전〉, 2003.

3 출생 시 해부학적 특성을 통해 구분되는 지정성별(assigned gender)과 성별정체성이 일치하는 것을 말한다. 염색체 혹은 호르몬 이상으로 인하여 성 발달의 차이를 보이는 인터섹스의 경우 출생 시의 해부학적 성별이 남성 또는 여성의 전형적인 성별 이분법 개념에 맞지 않을 수 있다. 유엔 보고서에 따르면 전 세계 인구의 0.05~1.7%가 인터섹스로 태어난다고 한다.

4 King M., Semlyen J., Tai S. S., Killaspy H., Osborn D., Popelyuk D., Nazareth I., "A systematic review of mental disorder, suicide, and deliberate self harm in lesbian, gay and bisexual people", *BMC Psychiatry*, 2008 Aug 18;8:70.

5 Bockting W. O., Miner M. H., Swinburne Romine R. E., Hamilton A., Coleman E., "Stigma, mental health, and resilience in an online sample of the US transgender population", *Am J*

Public Health, 2013 May;103(5):943-51.

6 Lee H., Operario D., van den Berg J. J., Yi H., Choo S., Kim SS. "Health Disparities Among Transgender Adults in South Korea", *Asia Pac J Public Health*, 2020 Mar-Apr;32(2-3):103-110.

7 Yi H., Lee H., Park J., Choi B., Kim SS., "Health disparities between lesbian, gay, and bisexual adults and the general population in South Korea: Rainbow Connection Project I", *Epidemiol Health*, 2017 Oct 19;39:e2017046.

8 Reed G. M., Drescher J., Krueger R. B., Atalla E., Cochran S. D., First M. B., Cohen-Kettenis P. T., Arango-de Montis I., Parish S. J., Cottler S., Briken P., Saxena S., "Disorders related to sexuality and gender identity in the ICD-11: revising the ICD-10 classification based on current scientific evidence, best clinical practices, and human rights considerations", World Psychiatry, 2016 Oct;15(3):205-221. doi: 10.1002/wps.20354. Erratum in: *World Psychiatry*. 2017 Jun;16(2):220.

9 Editorial, "When therapy is not therapy", *The Lancet Psychiatry*. 2022 Apr;9(4):261.

10 APA Official Actions, "Position Statement on Conversion Therapy and LGBTQ Patients", 2018.(https://www.psychiatry.org/getattachment/3d23f2f4-1497-4537-b4de-fe32fe8761bf/Position-Conversion-Therapy.pdf)

11 Streed C. G. Jr., Anderson J. S., Babits C., Ferguson M. A., "Changing Medical Practice, Not Patients - Putting an End to Conversion Therapy", *N Engl J Med*, 2019 Aug 8;381(6):500-502.

12 김승섭 외,《오롯한 당신》, 2018, 숨쉬는책공장.

13 장서연 외, 〈성적지향 성별정체성에 따른 차별실태조사〉, 국가인권위원회 연구용역보고서, 2014.

14 Pepping C. A., Lyons A., Morris E. M. J., "Affirmative LGBT psychotherapy: Outcomes of a therapist training protocol", *Psychotherapy*, 2018 Mar;55(1):52-62.

15 세계트랜스젠더보건의료전문가협회(WPATH), 〈트랜스섹슈얼·트랜스젠더·성별비순응자를 위한 건강관리실무표준〉, 2012.(https://www.wpath.org/media/cms/Documents/SOC20v7/SOC20V7_Korean.pdf)

16 Sadock B. J., Sadock V. A., Ruiz P., "Chapter 18. Gender Dysphoria", Kaplan & Sadock's Synopsis of Psychiatry, *Behavioral Sciences/Clinical Psychiatry*, 11th edition, Philadelphia, PA: Wolters Kluwer, 2015.

17 Skinta M. D., Curtin A., *Mindfulness and Acceptance for Gender and Sexual Minorities*, Oakland, CA: New Harbinger Publications, 2016.

18 Levounis P., Drescher J., Barber M. E., *The LGBT Casebook*, Arlington, VA: American Psychiatric Publishing, 2012.

6장 트랜스젠더를 위한 호르몬치료

참고문헌

- 대한산부인과내분비학회, 《부인과 내분비학》(2nd edition), 군자출판사, 2022.
- Coleman E., Bockting W., Botzer M., Cohen-Kettenis P., De Cuypere G., Feldman J., "Standard of care for the health of transsexual, transgender, and gender nonconforming people, version 7", *Int J Transgenderism*, 2012:13:165-232.
- Costa R, et al., "Psychological support, puberty suppression, and psychological functioning in adolescents with gender dysphoria", *J Sex Med*, 2015:12:2206-2214.
- De Roo C., Tilleman K., T'Sjoen G., De Sutter P., "Fertility options in transgender people", *Int Rev Psychiatry*, 2010:28:112-119.
- Deutsch M. B., Guidelines for the primary and gender-affirming care of transgender and gender nonbinary people, 2016.(https://transcare.ucsf.edu/guidelines)
- Deutsch M. B., Feldman J. L., "Updated recommendations from the world professional association for transgender health standards of care", *Am Fam Physician*, 2013;87:89-93.
- Hardacker C, et al.(2019), *Transgender and gender nonconforming health and aging*, Switzerland: Springer.
- Hembree W. C., Cohen-Kettenis P. T., Gooren L., Hannema S. E., Meyer W. J., Murad M. H., et al., "Endocrine treatment of gender dysphoric/gender-incongruent persons: An endocrien society clinical practice guideline", *J Clin Endocrinol Metab*, 2017:102:3869-3093.
- Iwamoto S. J., et al., "Health considerations for transgender women and remaining unknowns: a narrative review", *Ther Adv Endocrinol Metab*, 2019:10:1-27.
- Makadon H. J., Mayer K. H., Potter J., Goldhammer H.(2015), *Fenway guide to lesbian, gay, bisexual, and transgender health(2nd ed.)*, New York: The Fenway Institute.

- Moore E., Wisniewski A., Dobs A., “Endocrine treatment of trassexual people: a review of treatment regimens, outcomes, and adverse effects”, *J Clin Endocrinol Metab*, 2003:88:3467-73.
- Neyman A., et al., “Bicalutamide as an androgen blocker with secondary effect of promoting feminization in male-to-female transgender adolescents”, *J Adolesc Health*, 2019:64:544-546.
- Rosenthal S. M., “Approach to the patients: transgender youth: endocrine consideration”, *J Clin Endocrinol Metab*, 2014:99:4379-4389.
- Taylor H. S., Pal L., Seli E.(2019), *Setoff's clinical gynecologic endocrinology and infertility(9th ed.)*, Philadelphia: Wolters Kluwer.

7장 트랜스젠더의 성확정수술

1 De Cuypere et al., “Sexual and physical health after sex reassignment surgery”, *Arch Sex Behav*, 2005 Dec;34(6):679-690; Luk Gijs & Anne Brewaeys, “Surgical Treatment of Gender Dysphoria in Adults and Adolescents: Recent Developments, Effectiveness, and Challenges”, *Annual Review of Sex Research*, 2007 Mar;18(1):178-224; Carolin Klein & Boris B. Gorzalka, “Sexual Functioning in Transsexuals Following Hormone Therapy and Genital Surgery: A Review(CME)”, *Journal of Sexual Medicine*, 2009 Oct;6(11):2922-2939.

2 Vanda F. Torous, Stuart J. Schnitt, “Histopathologic findings in breast surgical specimens from patients undergoing female-to-male gender reassignment surgery”, *Mod Pathol*, 2019 Mar;32(3):346-353.

3 Ching-Hsuan Hu, Chun-Ju Chang, Ssu-Wei Wang, Ke-Vin Chang, A systematic review and meta-analysis of urethral complications and outcomes in transgender men, *J Plast Reconstr Aesthet Surg*, 2022 Jan;75(1):10-24.

참고문헌

- De Cuypere G., T'Sjoen G., Beerten R., et al., “Sexual and physical health after sex reassignment surgery”, *Arch Sex Behav*, 2005;34(6):679-690, doi:10.1007/s10508-005-7926-5.
- Gijs L., Brewaeys A., “Surgical Treatment of Gender Dysphoria in Adults and Adolescents:

Recent Developments, Effectiveness, and Challenges", *Annual Review of Sex Research*, 2007;18:1, 178-224, DOI: 10.1080/10532528.2007.10559851.

- Hadj-Moussa M., Ohl D. A., Kuzon W. M. Jr., "Evaluation and Treatment of Gender Dysphoria to Prepare for Gender Confirmation Surgery", *Sex Med Rev*, 2018;6(4):607-617, doi:10.1016/j.sxmr.2018.03.006.
- Hadj-Moussa M., Ohl D. A., Kuzon W. M. Jr., "Feminizing Genital Gender-Confirmation Surgery", *Sex Med Rev*, 2018;6(3):457-468.e2, doi:10.1016/j.sxmr.2017.11.005.
- Klein C., Gorzalka B. B., "Sexual functioning in transsexuals following hormone therapy and genital surgery: a review", *J Sex Med*, 2009;6(11):2922-2941, doi:10.1111/j.1743-6109.2009.01370.x.
- Mayo Clinic, Patient Care & Health Information: Feminizing Surgery n. d. https://www.mayoclinic.org/tests-procedures/feminizing-surgery/about/pac-20385102.
- The World Professional Association for Transgender Health, "Standards of Care for the Health of Transsexual, Transgender, and Gender Nonconforming People", 7th Version, 2011. http://www.wpath.org.

8장 성소수자의 성 건강

1 Gruskin, S., Yadav, V., Castellanos-Usigli, A., Khizanishvili, G., & Kismödi, E. (2019). "Sexual health, sexual rights and sexual pleasure: meaningfully engaging the perfect triangle", *Sexual and Reproductive Health Matters*, 27(1), 29-40.

2 성매개감염은 일차적으로 사람과 사람의 성적 접촉을 통해 전파되는 감염을 말한다. 골반염, 요도염과 같이 증상이 나타나고 기관에 손상을 일으켜 진단과 치료를 받는 단계인 성매개질환(Sexually transmitted disease)에 더해 무증상감염, 잠복 상태를 포함하는 더 큰 개념이다. 성병(venereal disease)은 부정확한 개념이며 부정적인 판단을 담고 있기에 사용을 지양하는 단어이다.

3 덴탈댐은 치과 치료 시 잇몸과 입술을 감싸는 라텍스 랩을 말한다. 한국에서는 구하기 어려워, 콘돔의 끝을 자르고 세로로 갈라 사용하거나, 주방용 랩을 사용하는 방법도 있다.

참고문헌

- CATIE(Canadian AIDS Treatment Information Exchange), Safer sex guide, 2016.
- CDC, "Sexually transmitted infections treatment guidelines, 2021", *MMWR Recommendations and Reports*, 2021.
- Harvey J. Makadon, Kenneth H. Mayer, Jennifer Potter, Hilary Goldhammer, *Fenway Guide to Lesbian, Gay, Bisexual, and Transgender Health*, 2nd edition, Fenway Institute, 2015.
- https://www.sfcityclinic.org/patient-education-resources/std-risk-chart

9장 성소수자의 감염병 예방과 치료

1 Choi WS, Choi JH, Kwon KT, Seo K, Kim MA, Lee SO, et al, "Revised adult immunization guideline recommended by the korean society of infectious diseases, 2014", *Infect Chemother*, 2015;47(1):68-79.

2 Centers for Disease C, Prevention, "Elimination of measles-South Korea, 2001-2006", *MMWR Morb Mortal Wkly Rep*, 2007;56(13):304-307.

3 Gulick RM, Mellors JW, Havlir D, Eron JJ, Gonzalez C, McMahon D, et al, Treatment with indinavir, zidovudine, and lamivudine in adults with human immunodeficiency virus infection and prior antiretroviral therapy, *The New England journal of medicine*, 1997;337(11):734-739.

4 Korean Society for AIDS, "Summary of 2021 Clinical Guidelines for the Diagnosis and Treatment of HIV/AIDS in HIV-infected Koreans", *Infect Chemother*, 2021;53(3):592-616.

5 Wawer MJ, Gray RH, Sewankambo NK, Serwadda D, Li X, Laeyendecker O, et al, "Rates of HIV-1 transmission per coital act, by stage of HIV-1 infection, in Rakai, Uganda", *The Journal of infectious diseases*, 2005;191(9):1403-1409.

6 Rodger AJ, Cambiano V, Bruun T, Vernazza P, Collins S, van Lunzen J, et al, "Sexual Activity Without Condoms and Risk of HIV Transmission in Serodifferent Couples When the HIV-Positive Partner Is Using Suppressive Antiretroviral Therapy", *JAMA the journal of the American Medical Association*, 2016;316(2):171-181.

7 김태형, 〈선생님은 "준비"되셨나요? 사람을 HIV로부터 구하는 PrEP(Pre-Exposure

Prophylaxis)〉, 《비뇨의학Urology Digest》, 2021;2(4):144-148.
8 Korean Society for AIDS, "Summary of Guidelines for the Use of Pre-Exposure Prophylaxis for HIV in Korea", *Infect Chemother*, 2017;49(3):243-246.
9 McCormack S, Dunn DT, Desai M, Dolling DI, Gafos M, Gilson R, et al, "Pre-exposure prophylaxis to prevent the acquisition of HIV-1 infection(PROUD): effectiveness results from the pilot phase of a pragmatic open-label randomised trial", *Lancet*, 2016;387(10013):53-60.
10 Molina JM, Capitant C, Spire B, Pialoux G, Cotte L, Charreau I, et al, "On-Demand Preexposure Prophylaxis in Men at High Risk for HIV-1 Infection", *The New England journal of medicine*, 2015;373(23):2237-2246.
11 Krakower D, Mayer KH, "What primary care providers need to know about preexposure prophylaxis for HIV prevention: a narrative review", *Ann Intern Med*, 2012;157(7):490-497.
12 Grant RM, Lama JR, Anderson PL, McMahan V, Liu AY, Vargas L, et al, "Preexposure chemoprophylaxis for HIV prevention in men who have sex with men", *The New England journal of medicine*, 2010;363(27):2587-2599.

10장 성소수자를 위한 건강검진

1 미국질병예방서비스테스크포스는 기존 임상 예방 서비스 및 연구에서 다양한 성별 및 성별정체성 범주를 고려하지 않기 때문에 나타나는 결과의 한계를 인식한다. 이에 따라 모든 사람을 포함하는 적절한 성중립적인 용어를 사용하고 특정 해부학적 구조를 가진 개인에 따른 지침 등을 권고하고 있다.

2 김씨래, 〈한국 성인 여성 성소수자의 건강행위 및 건강관련 삶의 질에 대한 연구 결과〉, 2019.

참고문헌

- 김씨래, 〈한국 여성 성소수자의 자궁경부암 예방 행위와 건강 관련 삶의 질〉, 서울대학교대학원 간호대학 간호학과 박사학위 논문, 2021.
- 세계트랜스젠더보건의료전문가협회(WPATH), 〈트랜스섹슈얼·트랜스젠더·성별비순응자를 위한 건강관리실무표준〉, 2012.
- Deutsch M. B., "Guidelines for the Primary and Gender-Affirming Care of

Transgender and Gender Nonbinary People", *The Center of Excellence for Transgender Health*, 2016.
- Hembree W. C., Cohen-Kettenis P. T., Gooren L., Hannema S. E., Meyer W. J., Murad M. H., et al., "Endocrine treatment of gender dysphoric/gender-incongruent persons: An endocrien society clinical practice guideline", *J Clin Endocrinol Metab*, 2017:102:3869-3093.
- Hugh S. Taylor, Lubna Pal, Emre Seli, *Speroff's Clinical Gynecologic Endocrinology and Infertility*, 9th Edition, Wolters Kluwer, 2019.
- Kevin L. Ard, Harvey J. Makadon, "Improving the Health Care of Lesbian, Gay, Bisexual and Transgender People: Understanding and Eliminating Health Disparities", The Fenway Institute, 2016.
- Ssirai Kim, Sun-Young Lee and Smi Choi-Kwon, "Cervical Cancer Screening and Human Papillomavirus Vaccination among Korean Sexual Minority Women by Sex of Their Sexual Partners", *Int J Environ Res Public Health*, 2020.
- The Fenway Health Transgender Health Program(THP), "Medical Care of Trans and Gender Diverse Adults, National LGBTQIA+ Health Education Center", Fenway Health, 2021.
- "Guidance: Cervical screening for lesbian and bisexual women", Public Health England, 2021.(https://www.gov.uk/government/publications/cervical-screening-lesbian-and-bisexual-women/cervical-screening-for-lesbian-and-bisexual-women#:~:text=Woman%20who%20do%20not%20have,passed%20on%20through%20body%20fluids)
- "Guidelines for Care of Lesbian, Gay, Bisexual, and Transgender Patients", GLMA, 2006.
- "Recognizing the needs of lesbian, bisexual, and transgender women", HHS Office on Women's Health.(https://www.womenshealth.gov/30-achievements/29)
- "Tips for Providing Paps to Trans Men".(https://web.archive.org/web/20170705002751/http://checkitoutguys.ca/sites/default/files/Tips_Paps_TransMen_0.pdf)
- American Cancer Society(https://www.cancer.org/healthy/cancer-facts/cancer-facts-for-lesbian-and-bisexual-women.html; https://www.cancer.org/healthy/cancer-facts/

cancer-facts-for-gay-and-bisexual-men.html)
- Centers for Disease Control and Prevention(https://www.cdc.gov/lgbthealth/index.htm)
- National LGBT Cancer Network(https://cancer-network.org/cancer-information/lesbians-and-cancer/lesbians-and-breast-cancer-risk/; https://cancer-network.org/cancer-information/hpv-and-cancer/)

11장 아동·청소년 성소수자 상담

1 Meyer I. H., "Prejudice, social stress, and mental health in lesbian, gay, and bisexual populations: conceptual issues and research evidence", *Psychological bulletin*, 2003;129(5):674.

2 Testa R. J., Habarth J., Peta J., Balsam K., Bockting W., "Development of the gender minority stress and resilience measure", *Psychology of Sexual Orientation and Gender Diversity*, 2015;2(1):65.

3 McCarthy M. A., Fisher C. M., Irwin J. A., Coleman J. D., Pelster A. D. K., "Using the minority stress model to understand depression in lesbian, gay, bisexual, and transgender individuals in Nebraska", *Journal of Gay & Lesbian Mental Health*, 2014;18(4):346-360.

4 Bockting W. O., Miner M. H., Swinburne Romine R. E., Hamilton A., Coleman E., "Stigma, mental health, and resilience in an online sample of the US transgender population", *American journal of public health*, 2013;103(5):943-951.

5 Lock J., Steiner H., "Gay, lesbian, and bisexual youth risks for emotional, physical, and social problems: Results from a community-based survey", *Journal of the American Academy of Child & Adolescent Psychiatry*, 1999;38(3):297-304.

6 Russell S. T., Joyner K., "Adolescent sexual orientation and suicide risk: Evidence from a national study", *American Journal of public health*, 2001;91(8):1276-1281.

7 Hatzenbuehler M. L., McLaughlin K. A., Nolen-Hoeksema S., "Emotion regulation and internalizing symptoms in a longitudinal study of sexual minority and heterosexual adolescents", *Journal of Child Psychology and Psychiatry*, 2008;49(12):1270-1278.

8 Meier C., Harris J., Association A. P., "Fact sheet: gender diversity and transgender identity in children", Washington, DC: American Psychological Association, 2013.

9 Ventriglio A., Kalra G., Bhugra D., "Human rights and sexuality: sexual fluidity", *The Lancet*

Psychiatry, 2018;5(2):109-110.

10 Turban J. L., Beckwith N., Reisner S. L., Keuroghlian A. S., "Association between recalled exposure to gender identity conversion efforts and psychological distress and suicide attempts among transgender adults", *Jama Psychiatry*, 2020;77(1):68-76.

11 Cohen-Kettenis P. T., Pfäfflin F., *Transgenderism and intersexuality in childhood and adolescence: Making choices*, Vol 46: Sage; 2003.

12 De Vries A. L., Cohen-Kettenis P. T., "Clinical management of gender dysphoria in children and adolescents: the Dutch approach", *Journal of homosexuality*, 2012;59(3):301-320.

13 Hidalgo M. A., Ehrensaft D., Tishelman A. C., et al., "The Gender Affirmative Model", *Human Development*, 2013;56(5):285-290.

14 Durwood L., McLaughlin K. A., Olson K. R., "Mental health and self-worth in socially transitioned transgender youth", *Journal of the American Academy of Child & Adolescent Psychiatry*, 2017;56(2):116-123. e112.

15 Olson K. R., Durwood L., DeMeules M., McLaughlin K. A., "Mental health of transgender children who are supported in their identities", *Pediatrics*, 2016;137(3).

16 Steensma T., Kreukels B., de Vries A., Cohen-Kettenis P., "Gender identity development in adolescence", *Horm Behav*, 2013a;64(2):288–97.

17 Ryan C., Russell S. T., Huebner D., Diaz R., Sanchez J., "Family acceptance in adolescence and the health of LGBT young adults", *J Child Adolesc Psychiatr Nurs*, 2010;23(4):205–13.

18 Travers R., Bauer G., Pyne J., "Impacts of strong parental support for trans youth: a report prepared for Children's Aid Society of Toronto and Delisle Youth Services", Toronto: Trans Pulse; 2012.

19 Drescher J., Haller E., Lesbian G., "Position statement on discrimination against transgender and gender variant individuals", *American Journal of Psychiatry*, 2012;12:37-38.

20 Adelson S. L., "Practice parameter on gay, lesbian, or bisexual sexual orientation, gender nonconformity, and gender discordance in children and adolescents", *Journal of the American academy of child & adolescent psychiatry*, 2012;51(9):957-974.

21 Project T, "National survey on LGBTQ youth mental health 2019", In: The Trevor Project New York; 2019.

12장 의료인을 위한 성소수자 의료 교육

1 Obedin-Maliver J., et al.(2011), "Lesbian, Gay, Bisexual, and Transgender–Related Content in Undergraduate Medical Education", *JAMA*, 306(9), 971-977.

2 Jenkins M. R., et al.(2016), "Sex and gender in medical education: a national student survey", *Biol Sex Diff*, 7(Suppl 1), 45.

3 Eckstrand K. L., et al.(2014), "Implementing Curricular and Institutional Climate Changes to Improve Health Care for Individuals Who Are LGBT, Gender Nonconforming, or Born with DSD", AAMC.

4 https://www.aamc.org/what-we-do/equity-diversity-inclusion/lgbt-health-resources/videos

5 https://www.nbcnews.com/feature/nbc-out/harvard-medical-school-aims-take-leading-role-lgbtq-health-care-n802646

6 Gibson A. W.(2020), "A Novel Curriculum for Medical Student Training in LGBTQ Healthcare: A Regional Pathway Experience", *Journal of Medical Education and Curricular Development*, 7, 1–7.

7 Rodes A., et al.(2018), "Recommendations for LGBTQ-Inclusive Content in Medical School Curricula", Tufts Biomedical Queer Alliance.

8 https://news.gallup.com/poll/329708/lgbt-identification-rises-latest-estimate.aspx

부록 성소수자 진료면담 시나리오

참고문헌

- 미국의과대학협회 성소수자 환자 진료면담 사례(https://www.aamc.org/what-we-do/equity-diversity-inclusion/lgbt-health-resources/clinical-vignettes)
- Eckstrand K. & Ehrenfeld J. M.(Eds.)(2016), "Appendix A: Chapter Learning Objectives in Competency-Based Medical Education" in *Lesbian, gay, bisexual, and transgender healthcare: A clinical guide to preventive, primary, and specialist care*, Springer.

차별 없는 병원

1판 1쇄 발행일 2022년 8월 29일

기획 한국성소수자의료연구회

발행인 김학원
발행처 (주)휴머니스트출판그룹
출판등록 제313-2007-000007호(2007년 1월 5일)
주소 (03991) 서울시 마포구 동교로23길 76(연남동)
전화 02-335-4422 **팩스** 02-334-3427
저자·독자 서비스 humanist@humanistbooks.com
홈페이지 www.humanistbooks.com
유튜브 youtube.com/user/humanistma **포스트** post.naver.com/hmcv
페이스북 facebook.com/hmcv2001 **인스타그램** @humanist_insta

편집주간 황서현 **편집** 전두현 김해슬 **디자인** 박진영 이수빈
용지 화인페이퍼 **인쇄** 삼조인쇄 **제본** 광현제책사

ISBN 979-11-6080-889-6 03510